reinhardt

Reinhardts Gerontologische Reihe
Band 16

Naomi Feil · Vicki de Klerk-Rubin

Validation

Ein Weg zum Verständnis verwirrter alter Menschen

12., aktualisierte Auflage

Ernst Reinhardt Verlag München

Titel der amerikanischen Originalausgabe:
„Validation – The Feil Method. How to help Disoriented Old-Old“

5. dt. Auflage 1999: Ins Deutsche übertragen von Andrea Marenzeller
6. dt. Auflage 2000: Auf der Grundlage der 5. Auflage
bearbeitet von Vicki de Klerk-Rubin
7. dt. Auflage 2002: Auf der Grundlage der 6. Auflage
bearbeitet von Vicki de Klerk-Rubin
8. dt. Auflage 2005: Auf der Grundlage der 7. Auflage
überarbeitet und erweitert durch die Autorinnen
9. dt. Auflage 2010: Auf der Grundlage der 8. Auflage
überarbeitet und erweitert von Vicki de Klerk-Rubin

Bibliografische Information der Deutschen Bibliothek

Die Deutsche Bibliothek verzeichnet diese Publikation in der Deutschen Nationalbibliografie; detaillierte bibliografische Daten sind im Internet über <http://dnb.ddb.de> abrufbar.

ISBN: 978-3-497-03203-7 (Print)
ISBN: 978-3-497-61748-7 (PDF-E-Book)
ISBN: 978-3-497-61749-4 (EPUB)
ISSN: 0939-558X
12., aktualisierte Auflage

Printed in EU
Cover unter Verwendung eines Fotos von © istock.com / FredFroese
Satz: Katharina Ehle

Ernst Reinhardt Verlag, Kemnatenstr. 46, D-80639 München
Net: www.reinhardt-verlag.de Mail: info@reinhardt-verlag.de

Für ein Altern in Weisheit

Dieses Buch ist für alle geschrieben, die für desorientierte, sehr alte Menschen sorgen und sich für ihre Probleme interessieren. Validation unterstützt BetreuerInnen beim Umgang mit dem sehr alten, desorientierten Menschen, der seinen Gefühlen freien Lauf lässt. Validation akzeptiert die Menschen so, wie sie sind. Validation hilft uns, die Ursachen von bestimmtem Verhalten zu verstehen. Validation unterstützt den sehr alten Menschen, seine Ziele – nicht unsere – zu erreichen.

Dieses Buch ist Ed Feil gewidmet, dessen Filme mehr sagen als alle Worte.

Vicki de Klerk-Rubin und Piet de Klerk haben wesentlich zur Verständlichkeit und Lesbarkeit beigetragen.

Naomi Feil

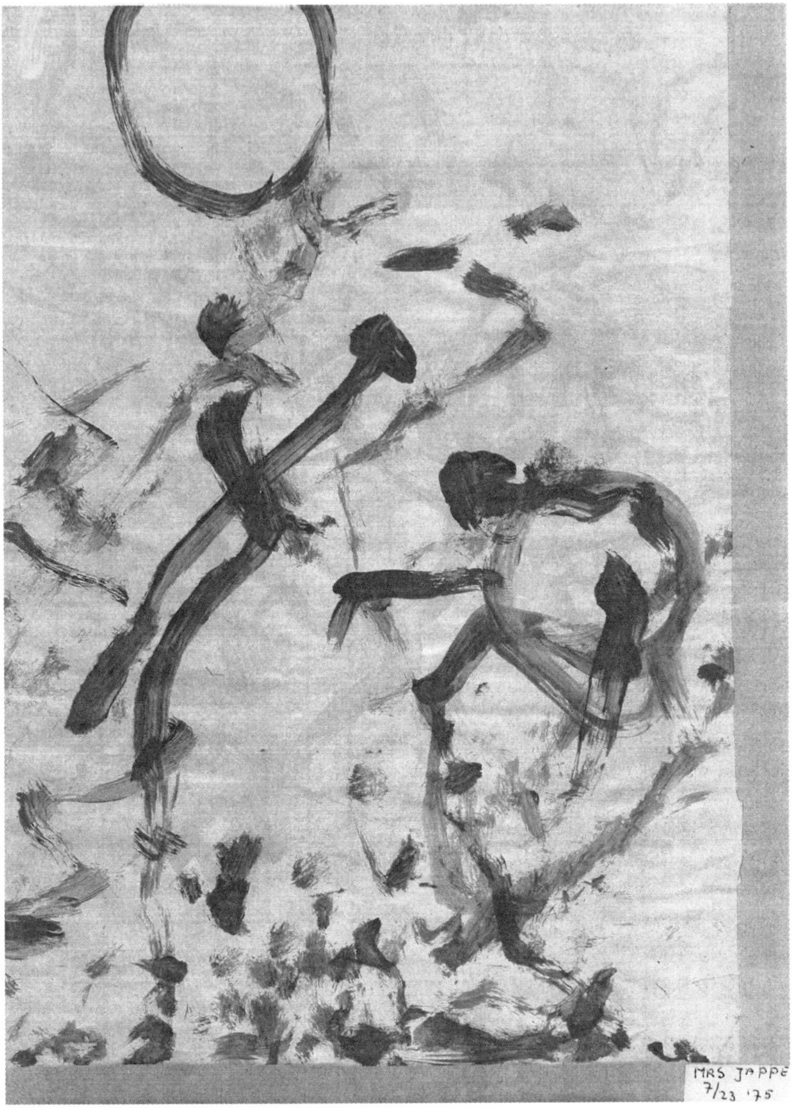

Gezeichnet von Frau Jappe, 86 Jahre alt, am 23. Juli 1975, Phase II, sie lebt in ihrer persönlichen Realität.

Inhalt

Über die Autorinnen

Naomi Feil ist Gründerin des Validations Trainings Instituts. Sie entwickelte die Validationsmethode, die gegenwärtig als eine auf den neuesten Erkenntnissen beruhende Methode zur Kommunikation mit älteren Menschen mit Alzheimer, Demenz oder verwandten Krankheiten anerkannt ist. Ihre frühe Arbeit auf diesem Gebiet führte zu einer Veränderung in der Ausgestaltung der gerontopsychiatrischen Pflege. Sie kann als die „Taufpatin" der personzentrierten Pflege bezeichnet werden.

Naomi Feil wurde 1932 in München geboren und zog in jungen Jahren in die USA. Sie wuchs im Montefiori-Altersheim in Cleveland, Ohio, auf, wo ihre Eltern Pionierarbeit im Feld der Altenpflege leisteten. Sie erwarb ihren Master für Sozialarbeit an der Columbia Universität und studierte an der New School for Social Research, der Case Western Reserve Universität und der Universität von Michigan. Die traditionellen Therapien für Menschen mit kognitiven Verlusten schienen ihr nicht zufriedenstellend und daher begann sie 1963 ihre eigene Methode zu entwickeln, um älteren Menschen bei ihrer Desorientierung, die häufig mit dem Alterungsprozess einher geht, zu helfen.

Neben ihrem zweiten Buch „Validation in Anwendung und Beispielen" (8. Auflage 2020) hat Naomi Feil auch zahlreiche Artikel in Zeitschriften veröffentlicht und neun Filme produziert, die alle mit einem Preis ausgezeichnet wurden. Naomi Feil findet internationale Anerkennung für ihre Arbeit mit älteren Menschen. Sie schreibt häufig Fach-Kolumnen für den Newsletter des Validation Training Institute.

Über 30.000 Einrichtungen arbeiten mit Validation und etwa 500.000 professionelle Pflegekräfte und pflegende Familienangehörige haben ihre Workshops besucht.

Vicki de Klerk-Rubin ist Executive Director des Validation Training Institutes, sie ist anerkannte Validationsmaster und Autorin von „Demenz in der Familie. Validation für Angehörige" und „Validation für Einsatzkräfte". Sie hat zahlreiche Artikel über Validation veröffentlicht und war maßgeblich an der Erstellung des Lehrplans der Validationskurse beteiligt. Vicki de Klerk-Rubin hat einen Bachelor of Fine Arts, einen Master für Business Administration der Universität von Fordham und hat in den Niederlanden eine Ausbildung zur Krankenschwester abgeschlossen. Sie leitet Validationsworkshops, Ausbildungsprogramme und hält weltweit Vorträge.

Vorwort zur 12. Auflage

Mit dieser aktualisierten Auflage werden die neuen Begrifflichkeiten der „Vier Phasen der Aufarbeitung" eingeführt. Die Begriffe „Mangelhafte Orientierung", „Zeitverwirrtheit", „Sich wiederholende Bewegungen" und „Vegetieren" wurden als etikettierend und negativ wertend wahrgenommen. Der Bildungsausschuss des Validation Training Institutes beschloss, die Bezeichnungen durch Beschreibungen des Verhaltens und der Kommunikationsfähigkeit zu ersetzen. Die Beschreibungen der Phasen helfen Personen, die Validation nutzen, Erwartungen zu setzen, den am besten geeigneten Ansatz zu wählen und verbale oder non-verbale Techniken zu verwenden, welche den Fähigkeiten der älteren Person zu diesem Zeitpunkt entsprechen. Wir möchten betonen, dass ältere Erwachsene oft von Phase zu Phase wechseln, manchmal innerhalb einer Stunde und manchmal über ein Jahr. Manche Menschen bleiben bis zum Ende ihres Lebens in einer Phase.

Die neuen Beschreibungen sind:

Phase I: Person kommuniziert gut, ist überwiegend orientiert
Verleugnen, konfabulieren, energisch und ängstlich an dem festhalten, was man noch nicht verloren hat.

Phase II: Person kommuniziert, lebt überwiegend in der eigenen Realität. Bedürfnisse und Gefühle werden mit wenigen Filtern verbal ausgedrückt.

Phase III: Person kommuniziert noch, größtenteils verinnerlichte Bedürfnisse und Gefühle. Bedürfnisse und Gefühle werden durch Bewegungen und Laute ausgedrückt.

Phase IV: kaum wahrnehmbare Kommunikation, zurückgezogen. Verinnerlichung der Bedürfnisse und Gefühle.

Zusätzlich haben wir uns dazu entschieden, die Bezeichnungen „desorientierte alte Menschen" und „ältere Erwachsene mit kognitiven

Verlusten“ im gesamten Text austauschbar zu verwenden, um die Klientel zu beschreiben. Anstelle von „Aufarbeitung versus Vegetation“ wählten wir „Aufarbeitung versus Rückzug“.

Die letzte Änderung in dieser Auflage war die Aktualisierung des Abschnitts zur Validationsforschung. Seit der letzten Auflage gab es viele weitere Studien und wissenschaftliche Arbeiten. Jede Studie oder wissenschaftliche Arbeit, die an das Validation Training Institute geschickt wird, wird auf unserer Website hochgeladen. Siehe: https://vfvalidation.org/research

Der Bildungsausschuss setzt sich aus allen Validationsmaster-Ausbildenden weltweit zusammen. 17 Männer und Frauen, die momentan auf Englisch, Französisch, Deutsch und Italienisch arbeiten, bemühen sich, die Methode mit der aktuellen Forschung und den Entwicklungen auf diesem Gebiet in Einklang zu bringen. Alle Änderungen in Theorie und Praxis der Validation werden von dieser ExpertInnengruppe genehmigt.

Ich möchte Maria Hedman, einer schwedischen Lehrerin für Validation, für ihre Hilfe bei der Überarbeitung dieser Auflage danken. Wir gingen viele Stunden lang über Skype den Text Zeile für Zeile durch. Ich bin dankbar, dass sie ihre Expertise teilt und dass sie mit wachsamem Blick alle Änderungen erkannt hat.

Sollten Sie, liebe Lesende, Fehler finden, senden Sie diese bitte an vdeklerk@vfvalidation.org

Den Haag, Dezember 2022
Vicki de Klerk-Rubin

I. Was ist Validation?

Der Beginn

Nachdem ich mich sieben Jahre lang in verschiedenen Gemeinschaftszentren mit orientierten, gesunden älteren Menschen beschäftigt hatte, begann ich 1963 im Montefiore-Altersheim in Cleveland, Ohio, mit desorientierten, sehr alten Menschen – sie waren 80 Jahre und älter – zu arbeiten (Feil 1967). Ursprünglich wollte ich diesen desorientierten Menschen helfen, der Realität ins Auge zu sehen und ihnen im Rahmen einer Gruppe Kontaktmöglichkeiten schaffen. Im Verlauf von drei Jahren erkannte ich die Aussichtslosigkeit meines Unterfangens: Jede Person war in ihrer eigenen inneren Erlebniswelt gefangen (vgl. Film „The Tuesday Group" 1972). Sie reagierte auf die anderen Gruppenmitglieder nur dann, wenn Gefühle sondiert und in Erinnerung gebracht wurden; Musik stimulierte den Gruppenzusammenhang und das Wohlbehagen. Ich gab das Ziel der Orientierung auf die Realität auf, als ich bemerkte, dass die Gruppenmitglieder sich immer dann zurückzogen oder zunehmend feindselig wurden, wenn ich sie mit der unerträglichen Realität der Gegenwart zu konfrontieren versuchte.

So sang z. B. eine sehr alte, desorientierte Frau häufig: „Daisy, Daisy, I'm half crazy …", und erklärte mir dann den Grund ihrer Demenz: „Es ist leichter, wenn du verrückt bist. Dann kannst du tun, was du willst."

Ein anderes Mitglied der Gruppe stand auf und erklärte beim Hinausgehen: „Ich muss nach Hause, das Essen für meine Kinder machen." Ich sagte: „Frau Kessler, Sie können nicht nach Hause. Ihre Kinder sind nicht dort. Sie leben jetzt hier, im Montefiore-Altersheim." Darauf antwortete sie: „Das weiß ich. Seien Sie nicht so dumm! Deshalb muss ich jetzt sofort weg. Ich muss nach Hause, das Essen für meine Kinder herrichten!" Kein einziger Hinweis auf die Realität konnte Frau Kessler überzeugen. Sie fühlte sich im Heim unnütz, verlangte nach ihrem Zuhause und nach ihrer früheren Rolle als Mutter dreier Kinder. Vor sich hinmurmelnd wandte sie sich von mir ab: „Was weiß die (sie zeigte auf mich) schon davon. Was glaubt sie, wer sie ist!"

Oder Herr Rose, der den Verwalter des Montefiore-Heims beschuldigte, ihn auf dem Dachboden zu „kastrieren“: Fünf Jahre lang versuchte ich, Herrn Rose an der Realität zu orientieren. Als der Verwalter pensioniert wurde, sagte Herr Rose zu mir: „Sie haben recht. Er hat mich nicht gequält. Ich tauge nichts und habe nie etwas getaugt.“

Das waren seine letzten Worte an mich. Er ließ seinen Stock fallen und ging keinen Schritt mehr. Mit seinen Fingern wanderte er auf der Stange des Rollstuhls hin und her und murmelte immer wieder vor sich hin: „Buckeye und 105. Straße. Buckeye und 105. Straße.“ Das war die Straße, in der er früher als Anwalt gearbeitet hatte. Immer wieder schlug er sich auf das von der Paget'schen Krankheit schmerzende linke Knie: „Verfluchter Richter ... verfluchter Richter.“ Vor Jahren hatte sein Vater zu ihm gesagt, dass aus ihm nichts werden würde, dass er ein Nichtsnutz sei. Seine Schwester erzählte mir, er habe es nicht weit gebracht. Wie ein braves Kind hatte er seine Wut, seinen Schmerz und seine Schuldgefühle heruntergeschluckt. Er hatte auf seinen Vater gehört, sein Vater hatte ihn mit Worten kastriert. Der Verwalter wurde zum Symbol für seinen Vater.

Jetzt, als sehr alter Mann, allein in seinem Rollstuhl, kämpfte er damit, seine Wut und seine Schuldgefühle aufzuarbeiten. Er befand sich im letzten Lebensstadium der Aufarbeitung. Ich hörte nie zu, wenn er irgendwelche Vaterfiguren beschuldigte, ihn zu quälen. Es war klar, er wollte, dass ich seine Wut akzeptierte. Er beschuldigte den Richter, den Verwalter, die Ärzte, Gott – in seinen Augen alles Vaterfiguren –, sein Leben ruiniert zu haben. Sein Vater hatte ihn einst auf dem Dachboden bestraft. Nun wollte er in die Vergangenheit zurückkehren, um seinem Vater zu sagen, wie er sich fühlte; seines Vaters Liebe wiedergewinnen; sein Leben in dieser Welt rechtfertigen. Niemand validierte ihn, er kämpfte allein. Seine Bewegungen wurden schwächer, allmählich verlor er sein Lebensziel und vegetierte bis zu seinem Tode vor sich hin. Er wanderte von Phase I, gute Kommunikation und überwiegend orientiert, zu Phase IV, kaum wahrnehmbare Kommunikation und zurückgezogen – nicht validiert (Feil 1963ff).

Herr Rose und zahlreiche Menschen mit den gleichen Schwierigkeiten lehrten mich, den Versuch, ernsthaft desorientierte Personen auf die Realität zu orientieren, aufzugeben. Ich lernte die Methode der Validation von den Menschen, mit denen ich arbeitete. Ich lernte, es als Ausdruck von Weisheit zu sehen, wenn alte Menschen durch die Rückkehr in die Vergangenheit zu überleben versuchen.

Grundprinzipien

Jemanden zu validieren bedeutet, seine Gefühle anzuerkennen, ihm zu sagen, dass seine Gefühle wahr sind. Das Ablehnen von Gefühlen verunsichert den anderen. In der Methode der Validation verwendet man Einfühlungsvermögen, um in die innere Erlebniswelt der alten, desorientierten Person vorzudringen. Einfühlungsvermögen – „in den Schuhen des anderen gehen" – schafft Vertrauen. Vertrauen schafft Sicherheit, Sicherheit schafft Stärke – Stärke stellt das Selbstwertgefühl wieder her, Selbstwertgefühl verringert Stress. ValidationsanwenderInnen haben die Signale des älteren Menschen aufzufangen und in Worte zu kleiden. So validieren sie ihn und geben ihm seine Würde zurück.

Manche desorientierte Menschen ziehen sich nicht mehr in die Vergangenheit zurück, wenn sie sich in der Gegenwart als stark, geliebt und nützlich erfahren. Andere bleiben lieber in der Vergangenheit. Es gibt keine Universalformel, aber alle fühlen sich glücklicher, wenn sie anerkannt werden (Feil 1972).

Validation ist eine Kombination aus:

- einer grundlegenden, einfühlsamen Einstellung,
- einer Entwicklungstheorie für ältere Personen mit kognitiven Verlusten, die uns hilft, ihr Verhalten zu verstehen, und
- einer spezifischen Technik, die diesen Menschen hilft, ihre Würde wiederzugewinnen.

Langzeitziele der Validation sind:

- Dazu beitragen, dass ältere Personen möglichst lange in ihren eigenen Wohnungen bleiben können
- Wiederherstellen des Selbstwertgefühls
- Reduktion von Stress
- Rechtfertigung des gelebten Lebens
- Lösen der unausgetragenen Konflikte aus der Vergangenheit
- Reduktion chemischer und physischer Zwangsmittel
- Verbesserung der verbalen und nonverbalen Kommunikation
- Verhindern eines inneren Rückzugs

- Verbesserung des Gehvermögens und des körperlichen Wohlbefindens
- Pflegekräften Freude und neue Energie schenken
- Familien helfen, mit ihren desorientierten Angehörigen zu kommunizieren

Prinzipien

Diese beziehen sich auf desorientierte, sehr alte Menschen. Sie helfen uns in unseren Handlungen und sind die Grundlage für die Haltung bei der Anwendung von Validation.

Theorien

- wurden von anderen Theoretikern entwickelt
- beziehen sich auf die allgemeine Bevölkerung (nicht speziell auf desorientierte alte Menschen)
- sind nützlich zur Unterstützung der Validationsprinzipien

VA-Aktion (Validations-AnwenderIn)

- ergibt sich aus den Prinzipien
- unterstützt die Validationstechniken

1. Alle sehr alten Menschen sind wertvoll und einzigartig.

Beispiel: Eine 90-jährige Dame lebt in einem Pflegeheim. Die Pflegeperson spricht sie mit „Süße“, „Mama“ oder „Oma“ an.

Validation: Die Pflegepersonen sprechen sie mit „Frau Schmidt“ an.

VA-Aktion: Wir behandeln alte Menschen mit Achtung. Wir behandeln jede Person individuell.

Theorie: Basiert auf der humanistischen Psychologie (Maslow, Rogers, May etc.): „Betrachte deinen Klienten als eine besondere Persönlichkeit.“

2. Desorientierte alte Menschen sollten akzeptiert werden, wie sie sind: Wir versuchen nicht, sie zu verändern.

Beispiel: Eine 90-jährige Dame verlangt ihr Frühstück, nachdem sie bereits gegessen hat. Die Pflegeperson sagt nicht: „Liebling, es ist schon 8 Uhr. Du hast gerade dein Frühstück beendet. Du kannst gar nicht mehr hungrig sein."
Eine Pflegeperson, die Validation anwendet, weiß, dass diese Frau vielleicht unter psychologischem Hunger nach ihrer Familie und / oder nach Liebe leidet. Wir fragen: „Was würde Sie satt machen?"

VA-Aktion: Wir versuchen nicht, das Verhalten der Person zu verändern. Wir akzeptieren es und versuchen die individuellen Bedürfnisse, die mit dem Verhalten ausgedrückt werden, zu erfüllen.

Theorie: Basiert auf der humanistischen Psychologie (Maslow, Rogers, May etc.): „Akzeptiere deinen Klienten, ohne zu urteilen." Zusätzlich erwähnte Sigmund Freud, dass TherapeutInnen keinen Einblick und keine Verhaltensänderung erzielen können, wenn die Klientin oder der Klient nicht zu einer Veränderung bereit ist *oder nicht die kognitive Kapazität zur Einsicht hat.*

3. Zuhören mit Empathie baut Vertrauen auf, reduziert Angst und gibt die Würde zurück.

Beispiel: Eine 88-jährige Frau erklärt entrüstet, dass die Pflegeperson eine Schüssel Wasser über ihre Kleider geschüttet hätte und sie nun ganz nass sei. Die vertraute und bekannte Pflegeperson fragt: „Passiert das jeden Morgen?" Antwort der Klientin: „Ja, jeden Morgen!" Frage der validierenden Pflegeperson: „Gibt es einen Morgen, an dem das nicht passiert?" Antwort der Klientin: „Nun, nur wenn die nette junge Dame nachts zu mir ins Zimmer schaut und mich fragt, ob ich zur Toilette müsse. Sie sehen, ich werde jetzt alt und habe manchmal Probleme mit Pipi."

VA-Aktion: Wir teilen die Gefühle der älteren Menschen, ohne uns über die Wahrheit der Tatsachen zu sorgen. Wir verstehen, dass diese Frau sich wegen ihrer Inkontinenz schämt und nehmen empathisch Anteil an ihren Gefühlen. Wir konzentrieren uns nicht auf die Fakten.

Theorie: Basiert auf der humanistischen Psychologie, hier ganz besonders C. Rogers, der sich auf eine personzentrierte Annäherung konzentriert, indem er Empathie benutzt.

4. **Schmerzhafte Gefühle, ausgedrückt, akzeptiert und validiert durch einen vertrauensvollen Zuhörer, werden schwächer. Schmerzhafte Gefühle, die ignoriert und unterdrückt werden, werden stärker.**

Beispiel: Eine alte Dame steht jeden Nachmittag um 15:30 Uhr auf, um zu ihren Kindern nach Hause zu gehen. Wenn die Pflegeperson sagt: „Alles ist gut, setzen Sie sich hin“, reagiert die alte Dame mit mehr Nervosität und Aufregung. Fragt die Pflegeperson aber nach den Kindern, benutzt die Kinderberührung im Nacken und singt ein Kinderlied, wird die Frau sich mehr und mehr entspannen.

VA-Aktion: Wir sind für alle Gefühle offen, die von alten Menschen ausgedrückt werden. Durch Empathie teilen wir die Gefühle und ermutigen die alten Menschen, sie auszudrücken. Wir akzeptieren, dass die desorientierten alten Menschen ihre Gefühle frei ausdrücken können, um sich selbst zu heilen.

Theorie: Aus der psychoanalytischen Psychologie (Freud, Jung etc.): „Eine ignorierte Katze wird zum Tiger.“

5. **Es gibt einen Grund hinter dem Verhalten von alten Menschen mit kognitiven Verlusten.**

Beispiel 1: Eine alte Dame beschuldigt den Koch, das Essen vergiftet zu haben. Die Pflegeperson sagt nicht: „Wir haben den besten Koch von ganz Paris.“ Die Pflegeperson kann sich vorstellen, dass die alte Dame vielleicht von ihrer Mutter, statt geliebt zu werden, mit Essen überfüttert wurde und nun ihre Wut an dem Koch auslässt.

Beispiel 2: Die alte Dame lehnt es ab, Suppe zu essen und erbricht sich jedes Mal, wenn sie dazu gezwungen wird. Als jüdische Frau hat sie zu Hause ihren Judenpass während einer SS-Kontrolle im Zweiten Weltkrieg in einer Suppenterrine versteckt.

VA-Aktion: Obwohl wir nicht immer wissen, warum die Person sich so verhält, helfen wir ihr, ihre Gefühle auszudrücken, um ungelöste Probleme zu bewältigen.

Theorie: Das Gehirn ist nicht der einzige Regulator für auffälliges Verhalten im hohen Alter. Verhalten ist eine Kombination aus körperlichen, sozialen und intrapsychischen Veränderungen, die während einer Lebensspanne geschehen. (Adrian Verwoerdt ist die ursprüngliche Quelle dieser Idee, die heute von den meisten Geriatern akzeptiert wird.)

6. Das Verhalten von desorientierten, sehr alten Menschen kann in einem oder mehreren der folgenden menschlichen Grundbedürfnisse begründet sein:

- Aufarbeitung von unerledigten Aufgaben, um in Frieden sterben zu können
- In Frieden zu leben
- Bedürfnis, das Gleichgewicht wieder herzustellen, wenn das Augenlicht, das Gehör, die Mobilität und das Gedächtnis schwinden
- Bedürfnis, der unerträglichen Realität Sinn zu geben, einen Platz zu finden, wo man sich wohlfühlt und wo Beziehungen familiär sind
- Bedürfnis nach Anerkennung, Status, Identität und Selbstwert
- Bedürfnis, gebraucht zu werden und produktiv zu sein
- Bedürfnis, gehört zu werden und respektiert zu sein
- Bedürfnis, Gefühle auszudrücken und damit angehört zu werden
- Bedürfnis, sich geliebt und geborgen zu fühlen: Sehnsucht nach menschlichem Kontakt
- Bedürfnis, umsorgt zu werden, sich sicher und geborgen zu fühlen und nicht unbeweglich und festgehalten zu sein
- Bedürfnis nach sensorischer Stimulation, taktilen, visuellen, auditiven, olfaktorischen, gustatorischen und auch sexuellen Ausdrucksmöglichkeiten
- Bedürfnis, Schmerzen und Unannehmlichkeiten zu reduzieren

Die betroffenen Personen ziehen sich aus der undeutlich werdenden Gegenwart in die Vergangenheit zurück, um ihre Bedürfnisse zu erfüllen. Sie sind mit Rückzug, Aufarbeitung, Linderung, Wiedererleben und Selbstausdruck beschäftigt.

Beispiel 1: Eine äußerst desorientierte Dame küsst ihre eigene Hand. Diese Hand ist ein Symbol für ihr Baby. Die Dame hat eine Abtreibung hinter sich und ihr Schuldgefühl macht sich bemerkbar. Indem sie ihre Hand gebraucht, sieht sie ihr Baby mit dem inneren Auge. Das hilft ihr, ihre Schuld aufzuarbeiten und ihre Identität als gute Mutter wiederherzustellen.

Beispiel 2: Eine alte Dame bewegt ihre Finger wie früher an der Schreibmaschine, um ihre Würde und Identität als Sekretärin wiederzuerleben. Sie kann es nicht ertragen, ohne Arbeit alt zu werden. Um ihr Gleichgewicht wiederherzustellen, arbeitet sie.

VA-Aktion: Wir akzeptieren, dass alte Menschen im letzten Lebensstadium sind: Aufarbeiten. Wir begleiten sie in ihrem Prozess. Wir akzeptieren, dass sie in ihrer persönlichen Realität leben und sehen dies als eine weise und heilende Antwort auf eine unerträgliche Wirklichkeit.

Theorie: Mehrere Theorien bestätigen dieses Prinzip:

- Maslows Bedürfnispyramide
- Eriksons Theorie der Lebensaufgaben
- Die humanistische Psychologie, besonders nach Rogers: Menschen kämpfen um die innere Ausgeglichenheit (Homöostase) und sind motiviert, sich selbst zu heilen.

7. Früherlerntes Verhalten kehrt zurück, wenn die verbalen Fähigkeiten und das Kurzzeitgedächtnis versagen.

Beispiel 1: Bewegungen von Lippen und Zähnen als auch Zungenbewegungen formen neue Wortkombinationen. Diese Bewegungen sind Ausdruck menschlicher Grundbedürfnisse. Eine alte Frau saugt an ihren Fingern, um das Gefühl für Sicherheit und Genuss (wie sie sich als Baby gefühlt hat) wieder zu erleben. Sie stimuliert sich selbst, sie lebt. Früh erlernte Bewegungen können die Sprache ersetzen, wenn verbale Fähigkeiten zurücktreten.

Beispiel 2: Eine alte Dame stöhnt: „HEILMMIL." Sie erzählt der Pflegeperson, dass sie Hilfe vom Himmel braucht. Ihre Mutter ist im Himmel. Sie verbindet Bilder und Töne, um das Wort „HEILMMIL" zu formen.

VA-Aktion: Wir kalibrieren die Atmung, die Bewegungen, die Gestik, die Körperspannung. Wir spiegeln die Bewegungen und Klänge. Das erlaubt uns, auf die gleiche Wellenlänge mit dem älteren Menschen zu kommen und ihn dort abzuholen, wo er im Moment ist, selbst wenn wir sein Verhalten nicht logisch erklären können.

Theorie: Jean Piagets Theorie der kognitiven Entwicklung: In der menschlichen kognitiven Entwicklung kommt die Bewegung vor der Sprache.

8. Persönliche Symbole, die von desorientierten älteren Menschen benutzt werden, sind in der Gegenwart vorhandene Menschen oder Gegenstände, die mit Emotionen beladene Menschen, Gegenstände oder Konzepte aus der Vergangenheit repräsentieren.

Beispiele:
Person – Ein alter Herr, der früher von seinem Vater bevormundet wurde, beschuldigt den Leiter des Pflegeheimes, dass er ihn nachts festbindet. Eine Puppe wird zu einem Baby.
Konzept – Ein Ehering kann Liebe repräsentieren; eine Handtasche Identität.

Gegenstand – Der Gang im Pflegeheim wird zur Straße; der Rollstuhl wird zum Auto. Ein alter Herr, der von Beruf Automechaniker war, arbeitet jeden Tag unter seinem Bett, um sein Auto zu reparieren.

VA-Aktion: Wir akzeptieren, dass Bedürfnisse und Gefühle mit Symbolen ausgedrückt werden können, und reagieren mit Empathie.

Theorie: S. Freud und C. G. Jung schrieben ausführlich über Symbole und ihre repräsentative Funktion.

9. Desorientierte ältere Menschen leben auf verschiedenen Bewusstseinsebenen, oftmals zur gleichen Zeit.

Beispiel: Eine alte Dame rennt aus dem Pflegeheim und ruft: „Mama!" Sie muss ihre Mutter finden. Wenn die Pflegeperson die alte Dame fragt: „Wo ist Ihre Mutter?", sagt die alte Dame: „Meine Mutter ist beim lieben Gott."

VA-Aktion: Wir lügen alte Menschen nie an, weil sie auf einer gewissen Bewusstseinsebene die Wahrheit wissen.

Theorie: S. Freud: Vorbewusstsein, Bewusstsein, Unterbewusstsein.

10. Wenn die fünf Sinne schwinden, stimulieren sich desorientierte ältere Menschen selbst und benutzen ihre „inneren Sinne". Sie sehen mit ihrem inneren Auge und hören Klänge aus der Vergangenheit.

Beispiele: Eine Mutter hört, wie ihre Kinder nach ihr rufen. Sie möchte ihren Kindern eine gute Mutter sein.

Eine Mutter hört ihre Tochter im Zimmer nebenan weinen. Sie weint jede Nacht. Ihre Tochter starb mit 17 Jahren. Die Mutter hatte nie genug Zeit, um zu trauern. Sie muss nun ihre Schuldgefühle äußern.

Eine alte Frau sieht ihren Ehemann jede Nacht. Er kommt und besucht sie.

VA-Aktion: Wenn alte Menschen etwas oder jemanden hören oder sehen, das oder den wir nicht hören oder sehen, akzeptieren wir dies als einen Teil ihrer persönlichen Realität.

Theorie: „Menschen können ihr Gehirn stimulieren, um lebhafte visuelle, auditive und kinästhetische Erinnerungen zurückzuholen." (Wilder Penfield)

11. Ereignisse, Emotionen, Farben, Klänge, Gerüche, Geschmacksrichtungen und Bilder im Hier und Jetzt wecken Emotionen, die dann ähnliche Emotionen aus der Vergangenheit auslösen.

Beispiel: Eine Dame versteckt sich, zu Tode erschrocken, jedes Mal hinter dem Sofa, wenn der Speisewagen vorbeirattert. Sie fühlt dieselbe Angst, die sie als Vierjährige empfand, als Panzer durch die Straßen ihrer Heimatstadt ratterten.

VA-Aktion: Wir akzeptieren und erkennen an, dass Erfahrungen aus der Vergangenheit ausgelöst werden können. Wir erkunden die Gefühle wertfrei und mit Empathie.

Theorie: Frühe, gefestigte Erinnerungen überleben bis ins hohe Alter (Shettler und Boyd). Die biologischen Aspekte emotionaler Erinnerungen werden zurzeit weiter erforscht (vgl. z. B. Lehrer 2007).

Maslows Pyramide der menschlichen Bedürfnisse

Das 6. Prinzip bezieht sich auf Maslows Bedürfnispyramide.[1] Der Psychologe Abraham Maslow (1908–1970) entwickelte eine Theorie über die menschlichen Bedürfnisse. Er behauptet, dass Menschen zuerst ihre physiologischen Bedürfnisse (wie Hunger, Durst usw.) erfüllen müssen, dann ihre Sicherheitsbedürfnisse (um sich sicher und gut aufgehoben zu fühlen) und dann erst streben sie danach, ihre psychischen und sozialen Bedürfnisse zu erfüllen. Maslow entwickelte eine Pyramide der Bedürfnisse, die offensichtlich nicht nur auf orientierte, gesunde Menschen anwendbar ist, sondern auch – zu einem gewissen Grad – auf desorientierte ältere Menschen. Maslows Pyramide der menschlichen Bedürfnisse trifft nicht hundertprozentig auf alte, desorientierte Menschen zu, aber vieles davon macht Sinn und hilft uns, diese Menschen besser zu verstehen. Validationsprinzip Nr. 6 bezieht sich auf dieses Modell.

Die meisten unserer Handlungen sind – genauso wie die Handlungen desorientierter Menschen – durch irgendein Bedürfnis motiviert. Es gibt einen Grund für das Verhalten der verwirrten, alten Menschen. Fast jede Art von Verhalten kann einem der oben genannten Bedürfnisse zugeschrieben werden.

Beispiele für das Bedürfnis nach Status, Selbstwert, Nützlichkeit und Identität: Josephine Frank, 88 Jahre alt, gut kommunizierend und größtenteils orientiert, war 60 Jahre lang Bibliothekarin. Sie war eine fleißige Leserin. Das Lesen gab ihr ein gewisses Selbstwertgefühl. Wenn sie Bücher katalogisierte, fühlte sie sich als nützlicher Mensch. Frau Frank verliert ihr Augenlicht. Ohne dieses fühlt sie sich nutzlos. Sie war nie flexibel oder in der Lage, sich neue Tätigkeiten zu suchen, wenn sie alte soziale Rollen verlor. Da sie nicht mit ihrer überwältigenden Panik umgehen kann, macht sie ihren Arzt dafür verantwortlich, Tropfen in ihre Augen zu tun, um ihr Augenlicht zu trüben.

Beispiel für das Bedürfnis dazuzugehören und ernährt zu werden: John Marks Mutter starb im Wochenbett. Im Alter von 92 Jahren sehnt er sich nun nach der Mutter, die er nie hatte. Er lebt nun größtenteils in seiner persönlichen Realität und ist in seine Kindheit zurückgekehrt. Er klammert sich an eine mütterliche 80-jährige Heimbewohnerin, die er als seine Mutter sieht. Er weicht nicht von ihrer Seite. Er schmiegt sich an sie, folgt ihr und weint, wenn sie ihn verlässt.

Beispiel für das Bedürfnis, unerledigte Angelegenheiten aufzuarbeiten, um in Frieden sterben zu können: Rebecca Wolf, 86 Jahre, hatte eine Abtreibung, als sie 14 war. Sie äußert jetzt ihre Bedürfnisse und Gefühle durch Bewegung und Laute. Sie rollt ein Handtuch in Form eines Kindes und stillt es; währenddessen weint sie und singt Einschlaflieder auf Russisch, ihrer Muttersprache. Das Bedürfnis, ihre Schuld gutzumachen und eine Mutter zu sein, quält sie Tag und Nacht.

Tabelle: Bedürfnisse älterer, desorientierter Menschen

- Aufarbeitung von unerledigten Aufgaben, um in Frieden sterben zu können
- In Frieden zu leben
- Bedürfnis, das Gleichgewicht wiederherzustellen, wenn das Augenlicht, das Gehör, die Mobilität und das Gedächtnis schwinden
- Bedürfnis, der unerträglichen Realität Sinn zu geben, einen Platz zu finden, wo man sich wohlfühlt und wo Beziehungen familiär sind
- Bedürfnis nach Anerkennung, Status, Identität und Selbstwert
- Bedürfnis, gebraucht zu werden und produktiv zu sein
- Bedürfnis, gehört zu werden und respektiert zu sein
- Bedürfnis, Gefühle auszudrücken und damit angehört zu werden
- Bedürfnis, sich geliebt und geborgen zu fühlen: Sehnsucht nach menschlichem Kontakt
- Bedürfnis, umsorgt zu werden, sich sicher und geborgen zu fühlen und nicht unbeweglich und festgehalten zu sein
- Bedürfnis nach sensorischer Stimulation, taktilen, visuellen, auditiven, olfaktorischen, gustatorischen und auch sexuellen Ausdrucksmöglichkeiten
- Bedürfnis, Schmerzen und Unannehmlichkeiten zu reduzieren

Beispiel für das Bedürfnis nach sensorischer Stimulation und den Ausdruck sexueller Bedürfnisse: Jacob Mahler, 94, lebt größtenteils in seiner persönlichen Realität. Er war immer ein braves Kind und hat auch als Jugendlicher immer auf seine strengen Eltern gehört. Er ersetzte seine sexuellen Bedürfnisse durch Lernen. Jetzt exhibitioniert er sich und versucht die Brüste der Bewohnerinnen und Pflegerinnen zu berühren. Wenn er spricht, verwendet er sexuelle Begriffe.

Wir wissen aus eigener Erfahrung, dass das Ausleben von Gefühlen ebenfalls ein fundamentales menschliches Bedürfnis ist. Das Zeigen unverarbeiteter und ungefilterter Gefühle ist ein wichtiges, grundlegendes und universelles Bedürfnis, das desorientierte Menschen verspüren.

Fundamentale menschliche Gefühle sind:

- Liebe/Lust/Spaß/Sex
- Ärger/Wut/Hass/Unmut
- Angst/Schuld/Scham/Sorgen
- Traurigkeit/Elend/Trauer

Wenn man das Bedürfnis versteht, das hinter einem bestimmten Verhalten steht, so kann man mit der Person, die man validiert, besser mitfühlen. Wenn man dieses Bedürfnis dann in Worte fasst, fühlt sich die Person verstanden und akzeptiert. Dies bildet die Grundlage für einige Validationstechniken, die dieses Buch später beschreiben wird.

Eriksons Theorie der Lebensstadien und Aufgaben

Der bekannte Psychologe Erik H. Erikson schuf eine Theorie von den Entwicklungsstadien und -aufgaben des Lebens, die auf der Wechselbeziehung unserer biologischen, mentalen und sozialen Fähigkeiten und Triebe basiert (Erikson 1966). Er geht davon aus, dass sich diese Aufgaben mit dem Alter ändern; ob wir sie nun in einem bestimmten Alter erfüllen oder nicht, hängt davon ab, wie gut wir die frühere Aufgabe in einem früheren Lebensabschnitt gelöst haben. Von der Geburt bis zum Lebensende mühen wir uns ab, unsere Aufgaben zu erfüllen (s. Tabelle S. 26). Diesen Prozess kann man als ein Grundbedürfnis sehr alter Menschen verstehen. Der Versuch, unerledigte Lebensaufgaben zu lösen, ist einer der Hauptursachen für das bizarre Verhalten desorientierter alter Menschen.

Der Säugling, der sich an die warme Mutterbrust kuschelt, wird abrupt weggelegt, wenn das Telefon läutet – plötzlich ist ihm kalt, er ist hungrig, ängstlich und böse. Im Säuglingsalter müssen wir lernen zu vertrauen, dass die Mutter zurückkommt. Wir werden Kälte, Hunger, Wut und Angst überstehen. Die Mutter hat uns immer wieder bewiesen, dass wir es wert sind, geliebt zu werden. Wir können auch schwere Zeiten überleben, sie liebt uns. Wir können uns selbst lieben, weil wir liebenswert sind.

Kann der Säugling aber nicht sicher sein, dass seine Mutter zurückkommt, lernt er niemals zu vertrauen und betritt das Stadium der Kindheit mit der Bürde des Misstrauens. Im Kindergarten läuft er, stolpert, fällt und beschuldigt den Kameraden: „Du hast mir absichtlich ein Bein gestellt!" Als Säugling konnte er nicht auf die Liebe der Mutter bauen, lernte nicht, dass er liebenswert war. Als Kind liebt er sich nicht, ihm fehlt das Selbstvertrauen. Jetzt ist er das Opfer, auf der Suche nach einem Zerstörer. Er leugnet die Verantwortung für schlimme Ereignisse, er wird zum Beschuldiger. Statt auf sein Selbstvertrauen zu bauen, beschuldigt er die Gesellschaft, ihn vernichten zu wollen. Wenn aus diesem Kind ein alter Mann wird, der hinfällt, weil seine Knie von Arthritis geschwächt sind, wird er die Putzfrau beschuldigen, sie habe den Boden absichtlich so gebohnert, damit er hinfalle. Wenn seine Augen trüb werden, wird er den Haustechniker beschuldigen, er habe defekte Glühbirnen eingeschraubt.

Angst, die in der Kindheit oder später nie eingestanden wurde, taucht im Alter in anderer Verkleidung wieder auf. Gegenwärtige Angst lässt Erinnerungen an frühere Ängste wieder aufleben. Das kleine Mädchen, das einst vom älteren Bruder einen schrecklichen Augenblick lang in einen dunklen Schrank gesperrt wurde, wird zur alten Frau, die kreischt, wenn ihre Augen versagen oder wenn sie im Dunkeln allein ist. Ein körperlicher Verlust im Alter weckt die Erinnerung an ein früheres Verlustgefühl. Ähnliche Gefühle ziehen einander magnetisch an. Sie fliegen durch die Zeit.

In der **frühen Kindheit** erlernen wir Kontrolle, sowohl über unseren Körper als auch über unsere Gefühlsäußerungen. Dieses Stadium wird manchmal „erste Pubertät" oder „die schrecklichen Zweijährigen" genannt. Der Wortschatz der Zweijährigen konzentriert sich auf „meines / deines", „gut / böse", „Ich mache / du machst". Indem wir an Kontrolle gewinnen, wächst unsere Selbstachtung: „Schau mal! Ich habe das Richtige zur richtigen Zeit am richtigen Ort getan!"

Wenn unsere Eltern aber dauernd wiederholen: „Mach nur ja nicht in die Hose", wenn wir lernen, dass Liebe Perfektion erfordert, wir uns niemals schmutzig machen, spucken, fallen, weinen, vergessen dürfen, erlernen wir nie Selbstachtung. Wir trauen uns nicht zu, Dinge

Tabelle: Eriksons Lebensstadien und Lebensaufgaben (Erik H. und Joan Erikson 1977)

Stadium	**Psychosoziale Krise**	**Verhalten der verwirrten, alten Menschen**
Säuglingsalter	grundlegendes Vertrauen oder Misstrauen; *Hoffnung*	Beschuldigen andere. Sind ohne Hoffnung und hilflos
Frühkindliches Alter	Autonomie oder Scham, Zweifel, *Wille*	Brave Mädchen und Jungen sagen nicht „nein". Angst, etwas zu riskieren und die Kontrolle zu verlieren. Selbstzweifel
Spielalter	Initiative oder Schuldgefühle. *Ziel*	Angst, Neues zu probieren. Depressionen, Schuldgefühle, weinen die ganze Zeit. Märtyrer
Schulalter	Eifer oder Minderwertigkeitsgefühle *Kompetenz*	Beschuldigen. „Ich tauge nichts." Depressionen
Jugendalter	Identität oder Zweifel an der Identität. *Treue*	Ausleben sexueller Gefühle. „Unter meinem Bett liegt ein Mann." Ich bin so, wie du mich möchtest. Ein anderes Selbst, verwenden einen anderen Namen.
Junges Erwachsenenalter	Intimität oder Isoliertheit. *Liebe*	Rückzug ins Ich. Isolation von den anderen. Abhängigkeit
Erwachsene	Generativität oder Stagnation. *Sorge*	Festhalten an alten, abgelegten sozialen Rollen. Sagen anderen, was und wie sie etwas tun müssen. „Möchten immer arbeiten", nützlich sein. Verleugnen Altersverluste

Stadium	Psychosoziale Krise	Verhalten der verwirrten, alten Menschen
Alter	Integrität oder Verzweiflung. Ekel. *Weisheit*	Niedergeschlagenheit, Abscheu vor der Welt. Beschuldigt andere oder sich selbst für die eigenen Fehler. „Ich tauge nichts."

richtig zu machen. Dann vergrößern wir unser Lebensgepäck um eine weitere Last. Bis ins hohe Alter haben wir Scham und Selbstzweifel. Wir sammeln alles, horten alles, was verloren gehen könnte und was wir brauchen könnten. Eine alte Frau tut alles, was ihr Pfleger sagt, da sie ihm alles recht machen will, ihm gefallen will, und sie fragt alle paar Minuten, ob es so in Ordnung ist. Ein alter Mann wartet geduldig den ganzen Tag bis andere ihm sagen, wo er sitzen soll, was er essen soll und was er zu tun hat. Aus Angst davor, nicht geliebt zu werden und schuld zu sein, entsorgen manche alten Menschen ihre Fäkalien in Mülleimern. Sie sehnen sich danach, von Autoritäten beachtet zu werden.

In der Zeit nach der frühen Kindheit, im **Spielalter,** und bevor wir in die Schule kommen, entdecken wir die Welt spielerisch. Im Spiel sind wir Cowboys, Prinzen und Prinzessinnen, Ärzte und Ärztinnen, LehrerInnen oder Feen – spielerisch schöpfen wir alle Möglichkeiten aus. Das Spiel wird zu einer Methode, Bedürfnisse und Gefühle auszudrücken, Frustrationen zu verarbeiten oder neue Fertigkeiten auszuprobieren. Wir lernen Fahrrad fahren und probieren es dann freihändig. Wir bauen Zelte aus Decken; wir malen in Malbüchern herum, ohne auf die Linien zu achten.

Wenn wir nie Selbstachtung entwickeln, riskieren wir nichts Neues. Wenn wir beim Spielen von unseren Eltern unterbrochen werden oder sie uns belächeln, fühlen wir uns schuldig. „Mal nicht über die Linien." „Mach keine Unordnung." „Kannst du nicht leiser spielen?" „Ich habe ja gewusst, dass du hinfallen und deine Hose schmutzig machen wirst." Manchmal sind Eltern so darauf bedacht, ihren Kinder einen Vorsprung zu verschaffen, dass sie versuchen, das Spielen zu überspringen, und ihren Kindern stattdessen Lesen und Rechnen beibringen wollen. Sie loben ihre Kinder nur dann, wenn das Kind genau das tut, was sie gerne möchten. So lernen wir nicht, Fehler zu machen und herumzualbern.

Wir trauen uns nicht, freihändig Fahrrad zu fahren oder ganz nach oben auf die Kletterburg zu steigen. Diese Hemmungen und dieses Gefühl der Unzulänglichkeit tragen wir als Last bis ins hohe Alter. Im Alter lässt es sich nicht vermeiden, Fehler zu machen; wenn wir die Kontrolle verlieren, kämpfen wir darum durchzuhalten. Einige Menschen fangen an, Dinge zu horten; sie sammeln Besitztümer, um weitere Verluste abzuwehren. Der alte Mann, der Angst hat, seine Männlichkeit zu verlieren, hütet seine Stöcke, Messer, Schlüssel und die Brieftasche. Manche Menschen schieben anderen die Schuld zu: „Meine Zimmerdecke hat ein Loch. Wenn es regnet, tropft das Wasser auf mein Bett. Niemand will das reparieren", sagt die alte Frau, die ihre gelegentliche Inkontinenz nicht akzeptieren kann. Die Handtasche einer alten Frau symbolisiert ihre Eigenschaft als Mutter. Aus Angst, Fehler zu machen, stopft sie Toilettenpapier, Zucker, Salz und Servietten in ihre Tasche, um die Kontrolle zu behalten. Je mehr ihre Welt außer Kontrolle gerät, desto mehr Dinge hortet sie.

Schulalter: Sobald wir zur Schule gehen, entwickeln wir Spaß am Lernen und unsere eigene Arbeitsmoral. In unseren Lehrern sowie in historischen und fiktionalen Persönlichkeiten finden wir Vorbilder. Wir genießen es zu arbeiten und unsere Noten zu verbessern.

Wenn uns unsere Eltern und LehrerInnen nie loben, oder – was noch schlimmer ist – immer kritisieren und nie zufrieden sind, fühlen wir uns immer unfähig. Nichts von dem, was wir tun, ist gut genug. In dieser Situation reagieren die meisten Kinder auf eine der folgenden zwei Arten: Entweder sie werden sehr ehrgeizig oder sie geben auf. Der ehrgeizige Mensch erreicht seine Ziele nie und muss daher sein Leben lang kämpfen. Wenn eine solche Person älter wird und die Kontrolle nachlässt, so kann er nicht mit diesem Verlust umgehen und wird auf frühere Bewältigungsstrategien zurückgreifen, um das Versagen schön zu reden. Ein solcher alter Mann wird dem Pflegepersonal schreiend Befehle erteilen, genauso wie er es als Chef seiner großen Firma getan hat. Derjenige, der aufgibt, wird vielleicht lethargisch durchs Leben gehen und nie versuchen, die Erwartungen anderer zu erfüllen, weil er weiß, dass er nicht gut genug sein kann. Diese Person gibt auf, bevor sie überhaupt angefangen hat. Eine solche Frau liegt in ihrem Bett, weigert sich an Aktivitäten teilzunehmen, da sie Angst hat zurückgewiesen zu werden, weil sie nicht mehr so gut laufen kann wie früher oder weil ihr Gehör nachlässt. Allmählich verliert sie ihre Beweglichkeit und zieht sich in sich zurück.

Adoleszenz: Als Teenager haben wir die Aufgabe, uns abzunabeln, zu rebellieren. Mit fünfzehn kann sich die Mutter in eine böse Hexe verwandeln und der Vater in einen schrecklichen, autoritätsspeienden Drachen. Wir lehnen uns gegen ihre Regeln auf, lernen unsere eigenen Werte zu entdecken, unsere eigenen Gesetze aufzustellen. Wir kämpfen, um herauszufinden, wer wir sind, um uns von unserer Familie loszulösen. Im Säuglingsalter haben wir erfahren, dass unsere Eltern uns auch dann lieben, wenn wir mit ihnen kämpfen. Wir können unsere Rebellion wagen. Haben wir die Liebe unserer Eltern aber nicht bedingungslos erfahren, dann ist unsere Rebellion riskant. Wenn wir kämpfen, statt zu gehorchen, könnte es sein, dass Vater und Mutter uns vielleicht nicht mehr lieben, dass sie uns verlassen; wir wären allein. Darum kapitulieren wir, sind brav, tun immer das, was Vater und Mutter möchten. Wir lernen nie, wer wir eigentlich sind – ohne unsere Eltern, ohne Autorität. Wir sind die Musterschüler des Lehrers, die Lieblinge der Chefin. Wir entlehnen unsere Identität von der Außenwelt, weil wir nie unsere eigene gefunden haben. Wir nabeln uns niemals ab. Wir lernen nie, was es heißt, ohne unsere Familie zu existieren, ohne ein Zuhause, ohne unsere Beine, im Rollstuhl, ganz allein. Wir definieren uns immer nur in Abhängigkeit von anderen. Das sind jene alten Frauen, die sich an ihre Kinder, an die Nachbarn, an das Personal des Pflegeheims klammern. Sie werden zur Märtyrerin, klagen über ihre Wehwehchen und Schmerzen und geben der Welt Kunde von ihren organischen Beschwerden: „Der Kopf tut mir weh, mein Magen schmerzt, mein Rücken tut weh." Sie jammern: „Eine Mutter kann zehn Kinder großziehen, aber von den zehn kümmert sich nicht einmal eines um die Mutter."

Im **frühen Erwachsenenalter** besteht unsere Aufgabe darin, eine enge Beziehung zu einem anderen Menschen zu knüpfen. Wenn wir als Teenager eine Identität erworben haben, können wir es uns leisten, „ich liebe dich" oder „ich hasse dich" zu sagen, ohne Angst davor zu haben, zurückgewiesen zu werden. Unsere Fähigkeit zu lieben hängt nicht davon ab, dass wir geliebt werden. Wenn wir zurückgewiesen werden, werden wir es überleben; wir haben unsere eigene Identität, unabhängig von der des geliebten Menschen. Wir können riskieren, verletzt zu werden. Wenn wir aber bei der Erfüllung unserer früheren Aufgaben versagt haben, werden wir keine Intimität erlangen. Wenn wir uns als Kind nie zugetraut haben, die Hände von der Lenkstange des Fahrrads zu nehmen, wie können wir uns dann zutrauen, die inneren Schläge des Erwachsenenalters auszuhalten? Verfolgt von der schrecklichen Angst, verlassen zu werden, die wir als Säugling erlebt haben, von der quälenden Niedergeschlagenheit des Versagens in der Kindheit, von der Furcht, als Teenager abgewiesen zu werden, halten wir uns von den anderen fern. Wir werden isoliert und bürden uns eine neue Last auf, die wir bis ins Alter mitschleppen müssen. Wir werden zu Einsiedlern. Im Altersheim sitzen wir abseits. Ohne Stimulierungen der Außenwelt, mit schwindendem Seh- und Hörvermögen, ziehen wir uns mehr und mehr nach innen zurück.

Im **Erwachsenenalter** durchleben wir zwei Variationen desselben Schaffungsprozesses (Generativitätsprozesses). Zuerst erschaffen wir ein „Erwachsenenleben". Wir heiraten, bekommen Kinder und machen Karriere. Wenn wir altern und sich unsere Lebensumstände ändern, lernen wir, neue Daseinsmöglichkeiten zu schaffen. Unsere Aufgabe, in der Lebensmitte, besteht darin, mit den Schlägen fertig zu werden. Unsere Falten werden tiefer, das Haar dünner. Unsere faltige Haut wird schlaff, die Tränensäcke unter den Augen verschwinden nicht mehr. Wir schauen in den Spiegel: Alles sieht aus wie vor fünf Jahren, nur ein bisschen mitgenommener. Manche von uns trifft eine Lawine von Verlusten. Wir verlieren den Ehepartner, eine Brust, eine Niere, den Job ... Wir bieten unseren Verlusten die Stirn, wir trauern. Wir schauen in den Spiegel und akzeptieren die Tatsache des Alterns und dass wir nicht unsterblich sind. In der Lebensmitte bewegen wir uns weiter, vergrößern unser Lebensrepertoire, verfügen über neue Schlüssel zur Öffnung neuer Türen. Eine Ehefrau stirbt, wir gewinnen einen neuen Freund. Der Job ist vorbei, wir arbeiten im Ehrenamt.

Haben wir aber verinnerlicht, dass wir perfekt sein müssen, nicht die Kontrolle verlieren dürfen, dann können wir unsere tiefen Gefühle, unseren Kummer nicht jedem mitteilen. Wie können wir die Wunden der Lebensmitte durchstehen? Ohne den Partner oder die Partnerin sind wir niemand; ohne Job sind wir nichts; ohne Brust sind wir geschlechtslos. Um zu überleben, leugnen wir das Ausmaß unserer Verluste. Wir können nicht das Risiko eingehen, neue Verhaltensweisen zu lernen, darum halten wir an den alten, ausgedienten Rollen fest. Ein Witwer lehnt jede neue Beziehung ab, niemand ist ihm gut genug. Eine Musikliebhaberin weigert sich, ein Hörgerät zu kaufen, es ist zu teuer. Ein Topmanager macht sich über ein Ehrenamt lustig, seine Zeit ist teures Geld wert. In der zweiten Phase der Desorientierung wird aus dem Rollstuhl ein Büroschrank, an dem die Topmanagerin weiter arbeiten kann; eine Hand wird zum Baby für eine Frau, die Mutter bleiben muss; ein Medikamentenwagen wird für den Bauern zum Traktor, mit dem er sein Feld pflügen möchte. Diese sehr alten Menschen müssen an ihren Berufen festhalten, sie haben sonst nichts zu tun. Sie sind darin eingesperrt, weil sie nur den einen Schlüssel besitzen.

Nach Erikson besteht die Lebensaufgabe im **Alter** darin, das Leben zu resümieren. Es ist Zeit zurückzuschauen, herauszufinden, wer wir waren. Wir lassen die Vergangenheit Revue passieren, um die Zukunft vorauszusehen. Eine Frau sagt: „Was ich war? Eine Mutter, und ich habe viele Fehler gemacht, aber ich habe aus ihnen gelernt. Ich habe auch viele gute Dinge getan." Wir finden heraus, wo wir stehen. Eine andere stimmt ein: „Ich bin jetzt eine alte Frau. Mein Mann ist gestorben. Ich kann aber gute Freunde und Freundinnen an meinen Gefühlen teilhaben lassen." Wir denken darüber nach, was wir hätten sein können: „Ich wäre gerne eine große Schauspielerin geworden. Statt dessen habe ich mein Schauspieltalent im Unterricht eingesetzt und wurde eine gute Lehrerin. Ich mag mich selbst. Trotz meiner unerfüllten Träume, meiner Fehler, meiner Verluste bin ich glücklich, geboren worden zu sein. Ich respektiere mich; ich habe Integrität; ich kann Kompromisse eingehen. Ich kann akzeptieren, was ich bin, was ich war und was ich nicht war. Ich mag mich. Das Leben hat einen Sinn. Auch wenn ich im Rollstuhl sitze, komme ich jetzt mit mir ins Reine." Diese sehr alten Menschen haben sich den Aufgaben zeit ihres Lebens gestellt und betrachten jetzt bedächtig ihre Erinnerungen, akzeptieren ihre Entscheidungen, akzeptieren sich selbst so, wie sie sind.

Integrität im Alter heißt, seine Stärken trotz seiner Schwächen zu erkennen. Nach Erikson ist „Integrität die Verschmelzung des gegenwärtigen Selbst mit dem idealisierten Selbst" (1999). Eine integre Frau kann auf ihr tiefes Selbstvertrauen zählen, das ihr hilft, die unvermeidlichen Druckstellen des Alterns zu lindern. Mit Integrität kann ein neuer Lebensstil gewagt werden, wenn alte Verhaltensmuster ausgedient haben.

Wenn man sich aber nicht mehr zutraut, von jemandem geliebt zu werden, wenn die körperliche Energie schwindet, die Augen schwächer, die Haare dünner werden, das Kurzzeitgedächtnis nachlässt, man pensioniert ist ..., dann ist das Leben eine Schlammpfütze, in der man drinsteckt. Man mag dann denken: „Niemanden kümmert es, ob ich lebe oder tot bin. Ich wünschte, ich wäre schon gestorben." Wiegt nicht tiefe Selbstbejahung den Verfall auf, entsteht notgedrungen Verzweiflung.

Verzweiflung, die ignoriert wird, rumort und wird zur Depression. Depression ist ein innerer Wutkoller. Wut, Aufbegehren, Scham, Schuld, Liebe ... Gefühle, die ein Leben lang erfolgreich unterdrückt waren, werden in ihrem Verließ stärker. Mit einer Last, die unerträglich wird, gehen wir ins hohe Alter. Die Menschen leben immer länger, die sehr Alten sind zu einer neuen Spezies geworden. Lungenentzündung ist nicht mehr „das Todesurteil" eines 65-jährigen Menschen. Die Statistiken zeigen, dass die meisten von uns ein hohes Alter erreichen werden.

Im Alter von 80 Jahren merkte Erikson, dass er seine Theorie um eine weitere Lebensstufe ergänzen musste. Joan Erikson beruft sich in der Überarbeitung des Buches ihres Ehemanns – The Life Circle Completed (Erik und Joan Erikson 1977) – auf das Werk von Lars Tornstam. Gerotranszendenz entsteht aus Integrität und wird als Rückzug aus den täglichen Aktivitäten oder eine Befreiung von dem Stress und den Spannungen des täglichen Lebens beschrieben. Der Einzelne vertieft sich in spirituelle Angelegenheiten, die aber nicht zwangsweise religiös sein müssen. Erikson beschreibt ein Gefühl der universellen Gemeinschaftlichkeit, einen ausgedehnten Begriff von Zeit, obwohl die physischen Fähigkeiten nachlassen. Man akzeptiert den Tod als natürliches Ende des Lebenszyklus, und das Selbstbewusstsein dehnt sich – über das eigene Ich hinaus – auf die ganze Menschheit aus.

Dieser bemerkenswerte Zustand kann nur von Menschen erreicht werden, die über die emotionalen und physischen Ressourcen verfügen, sich zu ihrem Rückzug zu entschließen statt sich durch physischen Verfall, die Zurückweisung der Alten durch die Gesellschaft oder den Verlust von geliebten Menschen isoliert zu fühlen. Kann ein Mensch all diese physischen, sozialen und psychologischen Verluste nicht verarbeiten, so ist der Rückzug keine freiwillige Entscheidung, sondern ein Abwehrmechanismus.

Jedes Lebensalter hat seine ganz bestimmte Aufgabe. Wenn wir sie ignorieren, verschafft sie sich später einen zweiten Eintritt. Wir bekommen eine zweite und dritte Chance, unsere Lebensaufgaben zu erfüllen. Selten erfüllen wir eine Lebensaufgabe das erste Mal ganz, keine Aufgabe lässt sich gänzlich abschließen. Wir sollten uns unseren Gefühlen stellen, unser ganzes Leben ehrlich zu uns selbst sein (Erik und Joan Erikson 1978). Wenn Sie mit 62 Jahren in einer fremden Stadt eine Straße nicht finden und den fehlenden Straßenschildern die Schuld geben, werden Sie merken, dass Sie ein Beschuldiger oder eine Beschuldigerin sind. Guten FreundInnen gegenüber können Sie Ihre Angst zu erblinden eingestehen. Sie können nach anderen Wegen des Sehens suchen. Wenn Sie vor einer Freundschaft zurückscheuen, stellen Sie sich Ihrer Angst vor Intimität, den Qualen des Abgewiesenwerdens. Sie können sich ändern, statt in alten Verhaltensmustern stecken zu bleiben. Sie können Ihre Millionen von grauen Zellen umstrukturieren und neue Verbindungen hinzufügen; unsere Zellen sind „formbar“. Sie sind wie Kunststoff, der seine Form verändert, wenn man ihn erhitzt.

Das ganze Leben mühen wir uns ab (Sheehy 1974). Selten ist eine Lebensaufgabe gänzlich abgeschlossen, bevor sich die nächste stellt.

Wir müssen immer zurückgehen und das verlorene Stroh aufheben. Die ungelöste Aufgabe plagt und verfolgt uns bis ins hohe Alter. Wenn wir ihre Existenz weiterhin leugnen, sie uns nicht eingestehen, wartet die Aufgabe so lange, bis unsere Kontrolle nachlässt. Wir vergessen unsere Eingangscodes, unsere Richtlinien. Wir haben zu lange gewartet, jetzt ist es zu spät. Wir verlieren den Wunsch und die Fähigkeit, uns zu ändern. Das Gewinnen von Einsicht, das intellektuelle Erfassen der Gefühle, das „AHA!" ist schon schwer genug, wenn wir körperlich intakt sind. Gefühlen gegenüberzustehen macht uns verletzlich, Gefühlen die Stirn zu bieten ist schrecklich. Wir verlieren das Gleichgewicht. Im Alter bringt jeder Tag einen neuen körperlichen Verlust. Mit 83 Jahren wollen wir keinen Herzinfarkt riskieren in der Konfrontation mit unterdrückten Gefühlen, die uns Schrecken einjagen. Wenn wir wichtige Gefühle ignoriert haben, werden sie es uns im Alter heimzahlen, wenn wir unsere Kontrolle verloren haben und auf die Barmherzigkeit unserer Pflegekräfte angewiesen sind. Lange Zeit begrabene Gefühle brechen schließlich hervor.

Letztes Stadium nach Feil: Aufarbeiten oder Rückzug – das Stadium jenseits der Integrität

Als ich im Jahr 1963 an das Pflegeheim zurückkehrte, in dem ich aufgewachsen war, stellte ich fest, dass die Mehrzahl der 170 BewohnerInnen orientierte, integre Menschen waren, die gelernt hatten, Kompromisse einzugehen. Sie hatten die Schläge des Alters eingesteckt und erfreuten sich trotz körperlicher und intellektueller Gebrechen noch des Lebens. Nur 23 der zwischen 80- und 101-Jährigen waren verwirrt oder desorientiert. Niemand mochte sie. Das waren die Beschuldiger, die Märtyrer, die Jammerer, die Wanderer, die Brüller, Personen, die auf und ab gingen, und solche, die ständig klopften. Damals wusste ich das noch nicht, aber jeder von ihnen hatte über sieben Jahrzehnte lang ein Reisegepäck von schwelenden Gefühlen angesammelt. Mit diesen sehr alten Menschen arbeitete ich in einer Spezialabteilung, separiert von orientierten Menschen, die ihnen ihr „verrücktes" Verhalten übel nahmen. Auch das Personal wollte so wenig wie möglich mit diesen sehr alten Menschen zu tun haben, die ihre Gefühle nicht kontrollieren konnten oder wollten und sich nicht an die gesellschaftlichen Konventionen hielten. In den 1930er Jahren wären diese 23 Menschen an Lungenentzündung oder Herzerkrankungen gestorben, die moderne Medizin hielt sie jedoch am Leben. Sie hatten ihren Körper überlebt.

Diese sehr alten Menschen haben mir allmählich gezeigt, dass man im hohen Alter noch eine andere Aufgabe erfüllen muss. Ich möchte sie die Aufgabe jenseits der Integrität nennen, die des Aufarbeitens statt des Rückzugs. Sehr alte Menschen, die mit ihren tiefen, ungelösten Gefühlen aus früheren Stadien festsitzen, kehren oft in die Vergangenheit zurück, um diese Gefühle zu lösen. Sie bereiten sich auf die letzte Reise vor. Sie mustern die schmutzige Wäsche aus, die sich im Lagerhaus der Vergangenheit angesammelt hat. Sie sind beschäftigt, sie müssen Ordnung machen. Das ist kein bewusster Rückzug in die Vergangenheit, wie in Eriksons Stadium des hohen Alters. Es ist ein zutiefst menschliches Bedürfnis: in Frieden zu sterben. Personen, die im hohen Alter über Integrität verfügen, gelangen niemals in diese Phase des Rückzugs. Da wir aber immer länger leben, wird es eine wachsende Zahl von sehr alten Menschen geben, die in dieses Endstadium des Aufarbeitens geraten. Sie brauchen jemanden, der ihnen zuhört, der ihre Gefühle bestätigt. Sonst ziehen sie sich nach Innen zurück, verinnerlichen ihre Bedürfnisse und Gefühle. Ohne Stimulierung von außen werden sie vollkommen zurückgezogen sein, kaum beweglich und abhängig von anderen. ValidationsanwenderInnen hören zu, wissen, dass es niemals ein vollständiges Aufarbeiten geben wird, da es für Einsicht zu spät ist. Die Gefühle quellen über, bis zum Tod unverarbeitet; wenn diese verschiedenen Gefühle jedoch bestätigt und validiert werden, zerstreuen sie sich. Der sehr alte Mensch setzt den Aufarbeitungsprozess fort und bereitet sich darauf vor, in einem „aufgeräumten Haus“ zu sterben.

Tabelle

Stadium	Aufgabe	Verhalten des alten, verwirrten Menschen
Hohes Alter	Aufarbeitung oder Rückzug *In Frieden sterben*	Phase I Phase II Phase III Phase IV

Gründe für die Desorientierung: Leugnen von körperlichen und sozialen Verlusten

Körperliche Verluste: Physisches Altern bedeutet einen allmählichen Verlust von Körpergewebe. Ein Menschenleben kann bis zu 120 Jahre dauern. Personen, die an Rollen aus jüngeren Jahren festhalten, leugnen die normalen Zeichen des Alters. Das Leugnen setzt im mittleren Lebensalter ein, wenn Falten auftreten, die Haut erschlafft, das Haar dünner, nächtliches Autofahren schwieriger wird; manche bekommen einen Brusttumor, Probleme mit der Prostata, Star, kleine Schlaganfälle und Herzbeschwerden. Fettgewebe sammelt sich an, Gehirn und Herz müssen mehr arbeiten. Ohne ein entsprechendes Verhaltensrepertoire sind Menschen nicht in der Lage, diese Verluste zu akzeptieren, und können nicht mehr weiter. Ein Leugnen dieser physischen kleinen „Tode" in der Lebensmitte und im Alter führt oft im hohen Alter zu einem endgültigen Rückzug in die innere Welt (Barrell / Price 1977, 517–521). Tatsächlich ermöglicht der körperliche Verfall sehr alten Menschen mit unbewältigten Lebensaufgaben, ihre letzte Aufgabe zu erfüllen: die Vergangenheit wiederherzustellen, um sie aufzuarbeiten.

Eine Beeinträchtigung des Hörvermögens führt bei manchen Menschen dazu, mit dem „inneren Ohr" zu hören. Der kleine Bub, der im Kindergarten häufig ausgelacht wurde, weil er in die Hose machte, wird zum alten schwerhörigen Mann, der mit seinem geistigen Ohr hört. Statt des scherzhaften Kommentars seines Freundes „Macht's Spaß", versteht er „Du bist nass". Die Bestürzung über den Verlust des Gehörs als Erwachsener hat Magnetwirkung. Sie ruft das gleiche Schamgefühl hervor, das er als Bub hatte, wenn er in die Hose machte und die Kinder ihn verspotteten: „Sammy ist ganz nass, Sammy ist ganz nass!" Der alte Sam hebt die Faust und geht weg – er hat seinen einzigen Freund verloren. Der Verlust des Gehörs ruft unangenehme Erinnerungen der Vergangenheit wach. Die einzige Selbstverteidigung für jene, die ihre Fehler nicht eingestehen können, besteht im Leugnen. Verunsichert verdächtigen sie die anderen, sich lustig zu machen. Sie ziehen sich immer mehr nach innen zurück. Der ehemalige Freund nennt Sam „paranoid". Es ist leicht, Klänge aus der Vergangenheit zu hören, wenn man die Außenwelt nur gedämpft wahrnimmt. Das Leid des alten Mannes wird gelindert, wenn er die Stimme seiner Mutter hört.

Hätte er sich als Erwachsener durch dieses Schamgefühl durchgearbeitet, würde er wahrscheinlich den Verlust seines Gehörs im Alter akzeptieren und sich nicht zurückziehen. Er müsste jetzt nicht seine unerledigten Gefühle aufarbeiten, er wäre erst gar nicht in das Stadium des Aufarbeitens gekommen.

Wenn die Augen schwächer werden und die Außenwelt trüb erscheint, kann die Innenwelt heller werden. Im Alter wird der Sehnerv beeinträchtigt, die Linse wird trüb. Ein alter Mensch mit einem Netzhautschaden kann mit dem inneren Auge sehen – mit oder ohne äußeren Anlass. Lebendige (eidetische) Bilder lassen vertraute Personen wieder auferstehen. „Je früher ein Bild sich ins Gedächtnis einprägte, desto länger bleibt es haften", schrieben Schettler und Boyd (Schettler / Boyd 1969). Und Wilder Penfield (1950) stellt fest: „Der Klient selbst kann sein Gedächtnis von innen aktivieren …, ohne die Sinnesorgane zu bemühen." Der Sonneneinfall durch die Jalousien erzeugt Streifen an der Wand und ruft bei einer 88-jährigen Frau die Erinnerung an einen Zaun hervor: Ihr Vater hatte sie dazu angehalten, die Pferde nicht aus der Umzäunung zu lassen. Mit Fixierbändern an den Sessel festgebunden, sieht sie mit ihrem lebendigen inneren Auge und hört mit dem inneren Ohr die Stimme ihres Vaters; den Geruch der Vergangenheit in der Nase, ruft sie: „Papa, die Pferde hören nicht auf mich. Sie brechen aus. Ich hab das nicht gewollt. Papa, Hilfe!" Diese Frau lässt ihren Vater wieder aufleben, um Frieden herzustellen, sie verarbeitet alte Schuldgefühle ihrer Familie gegenüber, die den Verlust der Pferde nicht verkraften konnte. Auf poetische und schöpferische Art und Weise vertauscht sie die Gegenwart mit der Vergangenheit, um die Anerkennung ihres Vaters zu erhalten.

Auch das Gehirn verändert sich im Alter. Stoffwechsel und Drüsenfunktion nehmen ab, das Nervensystem kann beeinträchtigt werden. Der sehr alte Mensch kann die Kontrolle über seine Muskeln verlieren, Darm und Blase funktionieren nicht mehr wie früher. Zwar besitzt das menschliche Gehirn Milliarden von Zellen, ab dem zwanzigsten Lebensjahr verlieren wir aber Tausende. Manche 90-Jährigen weisen eine schwere Beeinträchtigung des Gehirns auf. Der Alterungsprozess verläuft unterschiedlich, je nach genetischen Voraussetzungen und Umweltgegebenheiten. Kleine Schlaganfälle und beschädigte Nervenzellen (Plaques und neurofibrilläre Verfilzungen im Gehirn) können das Kurzzeitgedächtnis beeinträchtigen. Manche sehr alte Menschen verlieren das kognitive Denkvermögen, sie sind nicht mehr imstande, einander ähnelnde Dinge der entsprechenden Kategorie zuzuordnen. Funktioniert unser Gehirn richtig, können wir spielend Sessel, Tische und Schreibtische der Kategorie „Möbel" zuordnen. Wir bestehen den Intelligenztest: „Ein Sessel verhält sich zu einem Tisch wie ein Apfel zu einer …". Der sehr alte Mensch mit beeinträchtigten kognitiven Fähigkeiten kommt nicht auf ein Wort wie „Banane" oder „Orange". Er kann nicht mehr Minuten, Stunden, Tage, Wochen, Monate, Jahre in chronologischer Reihenfolge ordnen; er lässt sich von Erinnerungen lenken, hat ein Gefühl für seine Lebenszeit, nicht aber für Minuten. Gegenwart und Vergangenheit vermischen sich, die Uhrzeit existiert für ihn nicht mehr. Eine alte Frau, die nicht auf ihren einzigen Lebenszweck – die Mutterrolle – verzichten möchte, schreit: „Ich möchte meinen Kindern zu essen geben. Sie haben Hunger." Wenn man ihr sagt: „Sie haben gerade gefrühstückt. Ihre Kinder sind erwachsen", schreit sie lauter, sie hat vergessen, dass sie gerade gefrühstückt hat, sie möchte nicht in dieser sterilen Institution essen. Sie erinnert sich nicht, dass ihre Kinder erwachsen sind, sie möchte sie mit „weichen Eiern und Fischstäbchen" füttern.

Unser sensorisches System kann Schaden erleiden. Die über den ganzen Körper verstreuten Sinneszellen informieren das Gehirn nicht mehr über die Position des Körpers. Es kommt zur Beeinträchtigung der Identität (Feil / Flynn 1983). Dr. Smith erkennt sich beim Rasieren nicht mehr im Spiegel. Er bewegt sich „außerhalb seiner selbst". Sein Gehirn gibt ihm nicht mehr die Information, wo und wer er ist. Sein ganzes Leben lang hat Dr. Smith seine sexuellen Triebe kontrolliert, jetzt kommen sie an die Oberfläche. Mit anzüglichem Blick und fröhlich kichernd betätschelt er die Pflegekraft, die ihn rasiert. Auf meine Frage: „Dr. Smith, wissen Sie, dass Sie Sally belästigen?", scheucht er mich weg und sagt: „Ich bin nicht Dr. Smith. Dr. Smith ist in seiner Ordination. Er praktiziert. Lassen Sie mich jetzt in Ruhe. Ich habe zu tun." Aufgrund seines beeinträchtigten kinästhetischen Bewusstseins sieht er mit dem inneren Auge Dr. Smith in seinem Labor oder in seiner Ordination, wo er Jahrzehnte gearbeitet hatte. Inzwischen ist der Mann, der gerade rasiert wird, damit beschäftigt, vor dem Tod mit seinen unbewältigten sexuellen Trieben fertig zu werden.

Wenn das Gehirn sehr alter Menschen nicht mehr weiß, wo sich der Körper gegenwärtig befindet, können Bewegungen sie wieder zum Funktionieren bringen. Wurde unser Muskelgedächtnis früh geprägt und mit den Jahren verstärkt, dann bleibt es erhalten. Eine schnelle Drehung des Handgelenks kann einen alten Mann wieder zu seinem Job als Tischler zurückbringen. Bewegung kann Erinnerungen an Gefühle wachrufen: die fast blinde Frau Kulp führt ihre Hände an die Lippen, streichelt sie, summt und wiegt ihr „Handbaby". Ihre Bewegungen rufen Erinnerungen an visuelle Bilder wach. Ihre Hand – weich wie ein Baby – wird ihr Baby und stellt ihre Mutterrolle wieder her.

Herr Rose, der ehemalige Anwalt, schlägt auf sein linkes, von der Pagetschen Krankheit schmerzendes Knie. Den Blick auf sein schmerzendes Knie gerichtet, schreit er: „Verfluchter Richter. Verfluchter Richter.“ Seine Finger gleiten auf der Armlehne des Rollstuhls hin und her. Sie sind seine „Füße“, die auf der Straße auf und ab gehen, in der einst seine Kanzlei lag. Sein Knie quält ihn so, wie ihn der Richter quälte, als er seinen einzigen großen Prozess verlor. Jetzt, mit 86 Jahren, bestraft Herr Rose den Richter und überprüft seinen Fall nochmals, wobei er vertraute Bewegungen zur Wiederherstellung der Vergangenheit gebraucht. Vor seinem Tod räumt er sein Haus auf. Klopfen, Summen, Wiegen, Falten, mit der Zunge Schnalzen, Streichen, Schlagen sind Bewegungen, die für desorientierte Menschen eine eigene Bedeutung haben. Er benützt vertraute Körperbewegungen, um die Vergangenheit wiederzubeleben.

Soziale Verluste: Der Tod von Nahestehenden, der Verlust des Jobs, der Rolle, die man einst im Beruf, als Mutter, als Kind oder Freundin hatte, beraubt sehr alte Menschen der sozialen Anregung. Berührung, Anerkennung, Bestätigung durch Nahestehende sind grundlegende menschliche Bedürfnisse (Mittelmann 1991, 114–135). Keine oder zu wenig äußere Stimulierung lassen Menschen sich zurückziehen oder sterben; der Verlust der Stimulierung führt zum Verlust der Identität. Von der Geburt bis ins hohe Alter brauchen wir Interaktion. Durch den Rollstuhl zur Unbeweglichkeit verdammt, verlieren alte Menschen häufig den Kontakt zur Außenwelt. Ohne soziales Feedback können sie ihre inneren Wahrnehmungen nicht mehr mit den Ereignissen um sie herum in Einklang bringen.

Manche sehr alte Menschen haben soziale Verluste immer schon geleugnet. Wenn ein Freund oder eine Freundin starb, unterdrückten sie den Schmerz. Das Eingeständnis dieses Schmerzes hätte unerträgliche Beklemmung hervorgerufen, Panik, feuchte Hände, Weinen, Schweißausbrüche, die Unfähigkeit, sich zu bewegen und einen schnelleren Herzschlag. Schmerz kann bei alten Menschen ein Übermaß an Aufregung auslösen, sie ziehen sich nach innen zurück, um den Stress der unerträglichen Realität zu überstehen.

Die Weisheit in der Desorientierung

Die Außenwelt verschwimmt. Was draußen passiert, ist nicht mehr von Bedeutung. Es gibt niemanden mehr, der sich um einen kümmert, niemanden, den man liebt; es gibt nichts zu tun. Die physische Beeinträchtigung der Augen, der Ohren, des reflexiven Selbstbewusstseins und des Bewegungsvermögens begünstigen den Rückzug. Alte Menschen vergeuden keine Energie mehr, um sich an Namen der Gegenwart zu erinnern. Das Kurzzeitgedächtnis schwindet.

Alleingelassen in der Wohnung oder gefangen in ihrem Rollstuhl kehren sie in die Zeit zurück, in der sie noch jemand waren. Mit Hilfe lebendiger Erinnerungen stellen sie die Vergangenheit wieder her, als sie noch gebraucht und geliebt wurden, produktiv waren. Sie gehen in eine Zeit zurück, als das, was sie dachten und taten, noch zählte. Sie erleben die Vergangenheit wieder, um ihre Würde wiederherzustellen. Es kümmert sie nicht mehr, was andere von ihnen denken. Sie ziehen keine Befriedigung aus der gegenwärtigen Realität. Menschen brauchen Stimulierung, um zu überleben. Also stimulieren sich alte Menschen durch ihre Erinnerungen selbst. Die Vergangenheit ersetzt die Gegenwart; Tag und Nacht vermischen sich und gehen ineinander über, wenn man nirgendwo hingehen, nichts tun und niemanden sehen kann.

Die frühere Art, die Welt wahrzunehmen, kehrt zurück. Sehr alte Menschen suchen in der Vergangenheit nach Identität, nach einer Bedeutung, danach, das Leben zu resümieren. Sie äußern grundlegende menschliche Bedürfnisse:

- Aufarbeitung von unerledigten Aufgaben, um in Frieden sterben zu können
- In Frieden zu leben
- Bedürfnis, das Gleichgewicht wiederherzustellen, wenn das Augenlicht, das Gehör, die Mobilität und das Gedächtnis schwinden
- Bedürfnis, der unerträglichen Realität Sinn zu geben, einen Platz zu finden, wo man sich wohlfühlt und wo Beziehungen familiär sind
- Bedürfnis nach Anerkennung, Status, Identität und Selbstwert
- Bedürfnis, gebraucht zu werden und produktiv zu sein
- Bedürfnis, gehört zu werden und respektiert zu sein
- Bedürfnis, Gefühle auszudrücken und damit angehört zu werden
- Bedürfnis, sich geliebt und geborgen zu fühlen: Sehnsucht nach menschlichem Kontakt
- Bedürfnis, umsorgt zu werden, sich sicher und geborgen zu fühlen und nicht unbeweglich und festgehalten zu sein
- Bedürfnis nach sensorischer Stimulation, taktilen, visuellen, auditiven, olfaktorischen, gustatorischen und auch sexuellen Ausdrucksmöglichkeiten
- Bedürfnis, Schmerzen und Unannehmlichkeiten zu reduzieren

Alte, desorientierte Menschen drücken ihre Bedürfnisse aber nicht mehr im „Hier und Jetzt“ aus, sie kommunizieren mit Personen und Gegenständen aus der Vergangenheit. Sie werden egozentrisch, schalten die äußere Realität aus. Das Sprachvermögen verschlechtert sich durch den mangelnden Gebrauch der Sprache und durch organische Schäden. Sie können keine richtigen Worte produzieren, Menschen, Gegenstände oder Beziehungen identifizieren. Sie können den Begriff „Mutter“ nicht mehr der Kategorie „jemand, der Kinder hat“ zuordnen. Sie kehren zu wohlgeordneten Erinnerungen an ihre Mutter zurück. Seit der Jugend „schlafende“ Gehirnzellen werden aktiviert. Eine alte Frau wiegt sich, um ihre Mutter zurückzuholen – Bewegung erzeugt Gefühle. Sie fühlt sich geliebt. Die Beeinträchtigung des analytischen Denkens „befreit und erlaubt einen größeren nonverbalen Ausdruck“ (Zaidel o.J. und Watzlawik et al. 1967). Wenn die logische, erlernte Sprache schwindet, kehrt die Person zu „primären Sprachmustern“ zurück (Penfield 1950). Es handelt sich jedoch nicht um eine zweite Kindheit. Gefestigte Erinnerungen bleiben ein Leben lang erhalten. Wilder Penfield stellte fest, dass eine Stimulierung in der Gegenwart eine völlig klare frühe Erinnerung heraufbeschwören kann. Es ist möglich, starke Bilder, Klänge, Geräusche und Emotionen, die seit der Geburt im Gehirn gespeichert sind, wiederzubeleben (Brain o.J. und Penfield 1950).

Wenn die Sprache schwindet, kommunizieren sehr alte, desorientierte Menschen durch Bewegungen, die sie in der frühen Kindheit erlebt haben und die nun die Sprache ersetzen. Der Schweizer Psychologe Jean Piaget erkannte, dass Bewegungen der Sprache vorausgehen (Piaget 1952). Ein Säugling, der möchte, dass die Mutter zurückkommt, lernt ihre Bewegungen nachzuahmen, damit holt er sie sich ins Gedächtnis zurück. Die Mutter hatte ihn gewiegt; wenn er dieses Wiegen nachahmt, fühlt er ihre Präsenz, die wiegende Bewegung wird zur Mutter. Später lernt der Säugling, die Saugbewegungen des Stillens nachzuahmen, um sich seine Mutter in Erinnerung zu rufen. Bei der gleichzeitigen Bewegung von Lippen und Zunge findet er seine Mutter wieder und ist getröstet. Wenn die Gehirnstrukturen bereits ausgebildet sind, lernt das Kind in der Schule das Wort „Mutter“ zu definieren. Bald kann es in Kategorien denken. Eine Mutter gehört in die Kategorie von jemandem, der Nachkommen hat. Ein junger Hund kann auch eine Mutter haben. Das Wort „Mutter“ ist in der linken Gehirnhälfte eingeordnet und gespeichert. Das Kind erlebt abstraktes Denken, es verwendet korrekte Worte statt selbst gebastelter. Das Kind wird zum sozialen Wesen.

Wenn desorientierte Menschen im hohen Alter ihre korrekte Sprache verloren haben, greifen sie auf gefestigte, für immer gespeicherte Bewegungen zurück. Sie bewegen ihre Lippen, um ähnliche Klänge zu kombinieren, und beginnen zu reimen, sodass die Klänge sich miteinander mischen. Wie jemand, der mit Fingerfarben malt, schmieren alte Menschen Vokale und Konsonanten zusammen, die sich gut anfühlen, harmonieren und Zunge, Zähnen und Lippen Vergnügen bereiten. Kinderreime, Gedichte, Gebete und Lieder kehren zu jenen zurück, die ihre Sprache verloren haben.

Nimmt die Verschlechterung der intellektuellen Funktionen zu, vergrößert sich auch das Vokabular an Phantasiewörtern, die einer Reise in die Vergangenheit entsprechen. Frühe Erinnerungen kehren in das lebendige Bewusstsein zurück. Als z. B. Frau Gogolick einmal auf einen Vorhang im Pflegeheim blickte und sagte: „Das ist Symofile", kam ich erst zehn Jahre später mit Hilfe einer Linguistin auf die Bedeutung dieser eigenständigen Wortbildung: Ich heiße „Feil". Frau Gogolick war ein „file clerk" (d. h. für die Akten zuständig). Der Vorhang in meiner „Feil" Company der Gegenwart war „similar" (ähnlich) dem in ihrem Büro der Vergangenheit. Sie vermengte diese Klänge miteinander und schuf ihr eigenes Wort: „Symofile". Frau Gogolick verwendet bei der Kommunikation ihr eigenes Vokabular.

Desorientierte, sehr alte Menschen bewegen sich durch die Vergangenheit und erledigen ungelöste Aufgaben. Sie drücken ihre unkontrollierbaren Gefühle durch Bewegung und eigenständige Wortschöpfungen aus.

Desorientierung ist Regression, aber der alte Mensch ist kein Kind. Das Kind verändert sich, wächst, möchte neue Dinge, neue Worte lernen, kann Spiele nach Regeln spielen. Das Kind ist zu kognitivem Denken fähig, es kann Menschen und Dinge zuordnen, Dinge, die sich gleichen, von anderen unterscheiden. Es lernt die Uhrzeit, unterscheidet zwischen Schul-, Frei- und Schlafenszeit. Es lernt, sich seiner und anderer bewusst zu sein, Gefühle unter Kontrolle zu bekommen und auf die Erwachsenen zu hören. Eltern und Lehrer müssen die Kinder unterrichten, ihre Wurzeln festigen, ihnen bei der Entwicklung helfen.

Desorientierte Menschen haben schon Wurzeln und sind ausgewachsen. Mit der Weisheit menschlicher Erfahrung und Intuition kehren sie in die Vergangenheit zurück, um aufzuräumen und ihre Grundbedürfnisse nach Liebe und Identität zu befriedigen. Da sie nicht mehr gewillt sind, sich an die gesellschaftlichen Konventionen zu halten, überprüfen sie ihre früheren Erfahrungen nach ihren eigenen Regeln. Durch den Rückzug in die Vergangenheit vermeiden sie die schmerzvolle Gegenwart, Gefühle des Nichtgebrauchtwerdens und der Einsamkeit. Wozu Kenntnis von der chronologischen Zeit haben, wenn es in ihr keinen Platz für sie gibt? Sie reagieren nicht auf die Bemühungen einer jungen Pflegekraft, die ihr Verhalten dem Standard einer jungen, produktiven Gesellschaft anpassen möchte. Die sehr alten Menschen kehren zu ihren Wurzeln zurück und ignorieren Leute oder ärgern sich über sie, die ihnen nicht zuhören oder ihnen widersprechen. Ihr Rückzug in die Vergangenheit verhindert das Bedürfnis nach Rückzug. So können sie überleben.

Wer sind die desorientierten, sehr alten Menschen?

Desorientierte sehr alte Menschen

- besitzen kein flexibles Verhaltensrepertoire,
- halten an überholten Rollen fest,
- müssen mit unbewältigten Gefühlen ringen,
- ziehen sich aus der Gegenwart zurück, um überleben zu können,
- weisen signifikante kognitive Leistungseinbußen auf und sind nicht mehr zu intellektueller Einsicht fähig.

Genau diese Personengruppe ist es, die von Validation profitiert. Diese desorientierten, sehr alten Menschen haben ein mehr oder weniger sinnvolles, produktives Leben gelebt und weisen keine ernste psychische Störung auf. Sie funktionierten normal, bevor so viele Verluste über sie hereinbrachen. Getroffen vom Schwinden des Seh- und Hörvermögens, des Kurzzeitgedächtnisses, vom Verlust der sozialen Rollen, des Jobs, des Zuhauses und der Mobilität, ziehen sie sich lieber zurück, als sich so viele Verluste einzugestehen. Unglück durch Verleugnen zu überwinden, hat ihnen schon bei früheren Krisen geholfen. Im hohen Alter, wenn eine Krise auf die andere folgt, ziehen sich diese Menschen aus der Realität zurück. Sie haben kein anderes Mittel, damit fertig zu werden. Wie ein dem Sturm ausgesetzter Mensch Zuflucht sucht, so flüchten sie sich in die Vergangenheit. Die Vergangenheit mildert den Schmerz der Gegenwart, bringt Sehnsucht, bekannte Straßen, vertraute Personen zurück. Ein Leben im Rollstuhl, im Pflegeheim bietet wenig Belohnung. Frau Kessler wendet sich von den jungen Pflegekräften ab, die sie an der Realität orientieren möchten. Sie erklärt ihre Rückkehr in die Vergangenheit in dem Film „Auf der Suche nach Gestern“ von Ed

Feil: „Ich suche das Gestern, um das Durcheinander in meinen Gedanken zu entwirren.“ Dieser alten Frau hatte man die Diagnose „dement“ verpasst. Demenz leitet sich vom lateinischen Wort „dis“ ab, was so viel wie „weg“ bedeutet, und von „mens“, dem Geist, also geistlos, ohne Verstand. Ohne Geist könnte Frau Kessler, eine 86-jährige, in Russland geborene Bäuerin, nicht so poetisch sein. Da ihr Sprach- und logisches Denkvermögen weitgehend beeinträchtigt ist, bewegt sie sich im Reich der persönlichen Gefühle, der freien Assoziation von Worten, Klängen und Körperbewegungen, um sich auszudrücken. Unterdrückte Gefühle brechen hervor und laufen über. Validation heißt, das Verhalten desorientierter Menschen, die sich eher durch Poesie als durch Logik ausdrücken, anzuerkennen und zu respektieren.

Validation hilft Menschen, die die folgenden Charakteristika aufweisen: Es sind desorientierte, sehr alte Menschen,

- die 80 Jahre alt und älter sind*,
- die keine psychiatrische Vorgeschichte haben,
- bei denen die Desorientierung keine Folge einer körperlichen Krankheit ist (z. B. Parkinson, Korsakov'sches Syndrom, früh einsetzender Alzheimer, Pick'sche Krankheit, Drogenmissbrauch, Dehydration, Vitaminmangel usw.).

Desorientierung hat seine Ursache in einem Zusammenspiel von Verlusten und der Unfähigkeit, mit diesen umzugehen:

Körperliche Verluste: Hirnschädigungen sowie Beeinträchtigungen der Sinne (Sehen, Hören, Fühlen, Riechen, Schmecken); oft auch Einschränkung der Beweglichkeit.

Psychische Verluste: Lebenslange Verleugnung ernsthafter Krisen; unerledigte Lebensaufgaben oder Krisen möchten bearbeitet werden; Kurzzeitgedächtnis wird durch Langzeitgedächtnis ersetzt.

Soziale Verluste: Verringerung des sozialen Status; wichtige Rolleneinteilungen gehen verloren (Mutter, Lehrer, Hauseigentümer ...).

---

* Alter ist ein relativer Begriff, und wir altern alle unterschiedlich. Eine 90-jährige Frau kann aussehen und handeln wie eine 70-jährige. Ein 60-jähriger Mann kann sich verhalten wie ein 90-jähriger, deshalb ist „zwischen 80 und über 100“ ein Pauschalbegriff. Es gibt viele Ausnahmen. In meiner Praxis konnte ich beobachten, dass die meisten der über 80-Jährigen körperliche Beeinträchtigungen aufweisen, die altersbedingt sind. Sie beginnen auch, ihr Leben Revue passieren zu lassen, um in Frieden sterben zu können.

Jeder Mensch ist einzigartig und reagiert anders auf physische und soziale Veränderungen, die ihm im hohen Alter zustoßen. Gerade im Alter unterscheiden sich die Menschen stärker voneinander als in jedem anderen Lebensabschnitt. Desorientierte, sehr alte Menschen unter die Kategorie „Demenz“ einzuordnen oder mit dem allgemein bekannten Etikett „Demenz vom Typus Alzheimer“ zu versehen, führt oft zu ungeeigneten Behandlungsmethoden. Manche sehr alte Menschen können trotz erster Hirnschäden die Schläge des Lebens einstecken und orientiert bleiben. Andere, mit ähnlichem Defekt, haben große Orientierungsprobleme (Aker u. a. 1977). Der Zustand des Gehirns ist nur ein Kriterium und bietet keine ausreichende Information für eine genaue Diagnose (Verwoerdt 1976). Das Verhalten eines Menschen im hohen Alter hängt von seinem Repertoire an Möglichkeiten ab, mit Situationen fertig zu werden, und der Verknüpfung seiner körperlichen und psychosozialen Verluste.

Individuen mit einem großen Verhaltensrepertoire haben die besten Erfolgschancen bei physischen Beeinträchtigungen im hohen Alter (Weil 1966, 197–202). Diese Menschen benötigen keine Validation: Sie validieren sich das ganze Leben lang selbst.

Validation wurde *nicht* für Menschen entwickelt,

- die orientiert sind,
- die geistig behindert sind,
- bei denen eine psychische Störung aufgetreten ist,
- die ein organisches Trauma erlitten haben (z. B. Aphasie nach einem Schlaganfall oder einem Sturz),
- die nicht sehr alt sind.

Diese Menschen können entweder ihr äußeres Verhalten verändern oder dieses Verhalten resultiert nicht aus einer Unfähigkeit, mit einer überwältigenden Anzahl an Verlusten klarzukommen. Die Helfenden versuchen, diese Veränderung durch Konfrontation, Verhaltensmodifizierung oder Einsicht zu erleichtern. Validation dagegen will nicht Einsicht vermitteln oder konfrontieren, weil desorientierte, sehr alte Menschen zu bestimmten kognitiven Leistungen oft nicht fähig sind. Die Werte der Validation, nämlich „Empathie, Wärme, Achtung, den Klienten kennen und sein Ziel verstehen lernen“, gelten für die meisten Menschen; oft können Validationstechniken dabei unterstützend wirken.

Diagnose und Begriffe

Demenz

Die französischen Forscher Pinel (1745–1826) und Esquirol (1772–1840) verwendeten als erste den Begriff der Demenz zur Beschreibung von durch Gehirnschäden hervorgerufenen mentalen Beeinträchtigungen und Idiotie. Als „senile Demenz" galt die progressive Verschlechterung des Gehirnzustands im Alter.

Heutzutage wird der Begriff „Demenz" in der Fachliteratur als Überbegriff für eine Reihe von Symptomen verwendet (DSM IV; Wright u. a. 2000). Er beschreibt eine chronische und fortschreitende Verschlechterung der höheren kortikalen oder kognitiven Fähigkeiten. Dies beinhaltet: Gedächtnis, Denken, Orientierung, Begriffsvermögen, Rechenfähigkeiten, Lernfähigkeiten, Sprechfertigkeit und Urteilsvermögen. Häufig werden die kognitiven Verluste von weiteren Verlusten, wie dem der Gefühlskontrolle, des sozialen Verhaltens und Persönlichkeitsveränderungen begleitet. Eine Reihe von Krankheiten oder medizinischen Zuständen können die Ursache der Demenz sein: Gefäßverschluss oder mehrfache Infarkte (die durch mehrere Schlaganfälle verursacht werden), HIV/AIDS, Drogenmissbrauch, Hirntrauma, Parkinson, Pick'sche Krankheit, Alzheimer, die Huntington Krankheit und das Korsakov'sche Syndrom (Demenz im Zusammenhang mit Alkohol). In zahlreichen Fällen konnte aber auch keine Krankheit oder kein Krankheitszustand nachgewiesen werden.

Die begriffliche Verwirrung ist groß. Während der letzten 30 Jahre hat man verschiedenste Termini benutzt, um ältere Menschen zu beschreiben, die Demenz-Symptome zeigen: „spät einsetzende Demenz", „früh einsetzende Demenz", „chronisch hirnorganische Psychosyndrome" und „Demenz vom Typ Alzheimer" wurden in den Krankenakten am häufigsten als medizinische Diagnose aufgeführt. Die gleichen Bezeichnungen haben je nach Land und Region eine andere Bedeutung. Einer der Gründe für diese begriffliche Verwirrung ist die Dynamik dieses Feldes und die neuen Entdeckungen, die jedes Jahr gemacht werden. Neue Ergebnisse führen zu neuen Begriffen. Es gibt zwei weitverbreitete Handbücher zur Diagnostik: das Diagnostische und Statistische Handbuch psychischer Störung (DSM) der American Psychiatric Association und das Handbuch der Klassifikationen von mentalen Erkrankungen und Verhaltensstörungen (ICD), das von der Weltgesundheitsorganisation (WHO) herausgegeben wird. Diese zwei Bücher bieten genaue Diagnostikkriterien und beschreiben, wie jede dieser Erkrankungen identifiziert werden kann. Diese Richtlinien werden regelmäßig auf den neuesten Forschungsstand gebracht und werden oft als Grundlagen für Rückerstattungen durch Krankenkassen benutzt. In anderen Worten heißt das, dass eine Behandlung bezahlt wird, wenn die diagnostizierte Krankheit in einem der beiden Handbücher aufgeführt ist.

Es gab Fälle, bei denen einzig und allein aus krankenversicherungstechnischen Gründen die Diagnose Alzheimer gestellt wurde. Eine andere traurige Tatsache ist, dass die diagnostischen Richtlinien nicht immer befolgt werden und es z. T. an Geld mangelt, um die für eine Diagnosestellung erforderlichen Untersuchungen vorzunehmen.

Desorientierte alte Menschen erhalten manchmal eine falsche Diagnose, weil die entsprechenden Untersuchungen nicht gemacht und die neuesten anerkannten Richtlinien nicht angewandt werden. Selbst wenn die nötigen Untersuchungen vorgenommen werden, kann sich die Erstellung der richtigen Diagnose als schwierig erweisen, weil die PatientInnen häufig mehr als nur eine Krankheit aufweisen (Multimorbidität). Die durch eine Krankheit hervorgerufenen Beeinträchtigungen können mitunter die Symptome einer anderen Krankheit verdecken.

Alzheimer'sche Krankheit

1906 beobachtete Alois Alzheimer bei der Untersuchung des Gehirns einer 51-jährigen Frau „auffällige Veränderungen der Filamente und eine eigenartige Substanz in der Hirnrinde" und schloss daraus, dass es sich um einen spezifischen Krankheitsprozess handelte. Dieser Prozess wurde von Alzheimers Mentor, Kraepelin, die Alzheimer'sche Krankheit genannt. Die Beeinträchtigungen durch diese Krankheit manifestieren sich rapide, und je früher sie auftritt, desto ernster ist ihr Verlauf (Emr 1981). Butler und Lewis beschrieben den Verlauf folgendermaßen: „Zuerst tritt der Verlust des Erkenntnisvermögens auf, dann Aphasie, emotionale Labilität, Parkinson'scher Gang und plötzliche, krampfartige Anfälle mit erhöhten Schwierigkeiten beim Schlucken. Schließlich überwiegt eine völlige Hilflosigkeit, begleitet von Inkontinenz und Kräfteverfall. Der Ausbruch erfolgt im Alter von 40 bis 50 Jahren, die Person überlebt den Ausbruch selten länger als vier oder fünf Jahre" (Butler/Lewis 1977, 88). Alzheimer-PatientInnen wurden daher kaum älter als 65. Sie starben meist an Lungenentzündung oder Herzerkrankungen, da ihr Immunsystem in Mitleidenschaft gezogen wurde.

In der Kategorisierung vor 1978 war die Alzheimer'sche Krankheit eine der häufigsten Formen früh einsetzender Demenz. Die Diagnose erfolgte nachträglich auf Grund der Autopsie. Wenn Plaques und neurofibrilläre Verfilzungen im Gehirn nachgewiesen wurden, erhielten KlientInnen die Diagnose „Alzheimer". Neurofibrilläre Verfilzungen, erstmals 1906 von Alzheimer in München beschrieben, sind abnormal gepaarte spiralförmig umeinander gewickelte Filamente in einer Nervenzelle. Senile Plaques, erstmals von Blocq und Marinesco 1892 entdeckt, sind degenerierte Nervenzellen, laminierte Ablagerungen eines Proteins, der „amyloiden Substanz", die in der Oberflächenmembran der Hirnzelle gefunden wurde, und die dort Schaden anrichten.

Inzwischen wurden weitere Anzeichen für früh einsetzenden Alzheimer entdeckt. Dies sind neurochemische Veränderungen, ein Rückgang der Cholinacetyltransferase und anderer Neurotransmitter oder Neuromodulatoren. Man hat bei der Autopsie genetische Anzeichen gefunden, die auf ein erhöhtes Alzheimerrisiko hindeuten. Laut einer Pressemitteilung 2002 (Ass. Press 10.1.02), haben UCLA-Forscher etwas entdeckt, dass sie als „Suchmolekül" namens FDDNP bezeichnen, das sich an das Plaque im Gehirn anlagert. Bei der Positronen-Emissions-Tomographie kann man diese Gehirnbeeinträchtigung am lebenden Menschen sehen. Sollte sich diese Methode als zuverlässig erweisen, wäre dies das erste Mal, dass Alzheimer schon vor dem Tod des Klienten diagnostiziert werden könnte.

Wie ich bereits dargelegt habe, ergeben Autopsien Ähnlichkeiten zwischen der Gehirnstruktur sehr alter Menschen und jüngerer Personen mit Alzheimer oder früh einsetzender Demenz. Blessed und seine Kollegen (1968) zählten die Anzahl der neurofibrillären Verfilzungen und Plaques, und als Folge davon etablierte sich die Unterscheidung zwischen früh einsetzender und spät einsetzender Demenz. Bald danach bezeichnete man beide als Alzheimer'sche Krankheit. Der Name wurde zum Synonym für Senilität, und beinahe über Nacht wurde sie zu einer Volkskrankheit. In ihrem Buch „The Vanishing Mind" beschreiben Heston und White (1991) die neue Situation folgendermaßen:

> „Alzheimer'sche Krankheit und senile Demenz werden nun als eine Krankheit aufgefasst. In den letzten Jahren haben beide Termini in Fachkreisen zugunsten von Demenz vom Typus Alzheimer (DAT) oder seniler Demenz vom Typus Alzheimer (SDAT) abgedankt. Mangels an Gegenbeweisen nehmen wir an, dass der zugrunde liegende Krankheitsprozess der gleiche ist, unabhängig vom Auftrittsalter."

Vergleich der DSM- und der ICD-Richtlinien zu Demenzen und Alzheimer: Das neu veröffentlichte DSM-5 verfolgt einen völlig anderen Ansatz bei der Demenzdiagnose als das DSM-IV. Der Titel des Kapitels lautet

„Schwere oder leichte neurokognitive Störung aufgrund der Alzheimer-Krankheit.“ Es unterscheidet weiter zwischen der Alzheimer-Krankheit aufgrund erblicher Faktoren oder der Alzheimer-Krankheit, die gekennzeichnet ist durch a) eindeutige Hinweise auf eine verminderte Gedächtnis- und Lernfähigkeit und in mindestens einem weiteren kognitiven Bereich, b) stetig fortschreitende, allmähliche Abnahme der Kognition, ohne ausgedehnte Plateaus, UND c) keine weiteren Erkrankungen oder neurologischen, psychischen oder systemischen Zustände, die zum kognitiven Abbau beitragen könnten. Es bezieht sich auch auf „Wahrscheinliche Alzheimer-Krankheit“ und „Mögliche Alzheimer-Krankheit“. Die neueste Version des ICD verwendet den Oberbegriff „neurodevelopmental disorders“ und beschreibt sehr ähnliche diagnostische Kriterien wie das DSM. Die Kriterien für eine Diagnose oder die Richtlinien sind Folgende:

- Schleichender Beginn, manchmal ist es schwierig zu sagen, wann genau es anfangen hat.
- Fortschreitende Verschlechterung.
- Bedeutende, zahlreiche kognitive Defizite, so wie Beeinträchtigung des Gedächtnisses (sowohl in Bezug auf Erinnerungen als auch das Aufnehmen neuer Informationen), Aphasie (Sprachprobleme), Apraxie (Bewegungsstörungen), Agnosie (Wahrnehmungsstörungen), Verlust der „ausführenden“ Funktionen wie Planen, Organisieren, Urteilsvermögen oder Verständnis. Diese Verluste sind schwerwiegend genug, um Funktionsstörungen in sozialen Situationen sowie im Berufsleben zu verursachen.
- Es gibt keinen erkennbaren Grund für diese Symptome. Es handelt sich um eine Diagnose nach dem Ausschlussverfahren.
- Die nach dem Tod ausgeführten Labortests zeigen:
  - ein bedeutender Verlust von Neuronen (Nervenzellen im Gehirn)
  - neurofibrilläre Verfilzungen und amyloide Plaques
  - ein Mangel an Neurotransmittern.

Früh einsetzender Alzheimer schreitet schnell fort und hat viele weitere Symptome, die schon in einem viel früheren Krankheitsstadium auftreten. Bei spät auftretendem Alzheimer schreitet die Krankheit langsamer fort und zeigt sich vor allem in einem extremen Gedächtnisverlust.

Begrifflichkeit in der Validation

Ich finde, früh einsetzender Alzheimer ist ein weitaus eindeutigeres Krankheitsbild als spät einsetzender Alzheimer. Im hohen Alter sind neurofibrilläre Plaques im Gehirn ganz normal. Der Nobelpreisträger Carlton Gajdusek, der 1960 in Neuguinea Plaques und neurofibrilläre Verfilzungen entdeckte, schrieb 1987, dass diese Plaques Merkmale des hohen Alters seien und bei 90 % der über 90-Jährigen im Gehirn nachweisbar wären. Der Neurologe Dennis Selkoe kommt zu einem ähnlichen Schluss: „Die Mehrzahl der Endsiebziger wird zumindest einige senile Plaques und neurofibrilläre Verfilzungen entwickeln, insbesondere im Hippocampus und anderen für das Gedächtnis relevanten Gehirnregionen.“ Und er fügt hinzu: „Für die meisten ist eine Unterscheidung zwischen einem normalen Altern des Gehirns und der Alzheimer'schen Krankheit eher von quantitativer als qualitativer Bedeutung“ (Selkoe 1991). Man muss darauf hinweisen, dass manche Menschen, deren Autopsie Plaques und neurofibrilläre Verfilzungen ergab, bis zu ihrem Tod ein relativ normales Leben geführt haben. Vielleicht sind sie ein wenig vergesslich geworden, aber bei sehr alten Menschen ist dies durchaus normal. In den Zwanzigern beginnen wir Gehirnzellen abzubauen. Das deutsche Forscherpaar Eva und Heiko Baak untersuchte in seiner Studie über 800 Gehirne von Menschen unterschiedlichen Alters und fand bei 20-Jährigen „durch neurofibrilläre Bündel bedingte Schädigungen“ (Snowdon 2001). Mit 80 können wir schwere Schäden des Kurz- oder Langzeitgedächtnisses haben. Das ist ein normaler Alterungsprozess und keine Krankheit. Das DSM-5 unterstützt diese Annahme deutlich: „Man muss die Demenz von der normalen Verschlechterung der kognitiven Fähigkeiten, die mit dem Alter auftritt, unterscheiden (so wie bei altersbedingter kognitiver Schwäche). Die Diagnose Demenz ist nur dann gerechtfertigt, wenn ein schwerwiegender Gedächtnisverlust und andere kognitive Leistungseinbußen nachweisbar sind, als dies dem normalen Alterungsprozess und den Symptomen, die Beeinträchtigungen im sozialen oder Berufsleben hervorrufen, entspricht (DSM-5).

Es gibt einen weiteren Grund, warum früh einsetzende und spät einsetzende Alzheimer'sche Krankheit nicht mit demselben Etikett versehen werden sollten. Die veränderten anatomischen Strukturen im Gehirn, die man bei der Autopsie sieht, sind nicht die einzigen Regelfaktoren des Verhaltens im sehr hohen Alter. Selten ist der Zustand des Gehirns der einzige Grund für das Verhalten von lebenden, sehr alten Menschen“(Verwoerdt 1976). Hirnforscher untersuchen nicht lebendige Menschen, sondern deren Leichnam. Die sogenannte „Nonnen-Studie“ ist eine Langzeitstudie, die ich kenne, in der versucht wurde, Alzheimer am lebenden Menschen zu erforschen. David Snowdon beobachtete 678 katholische Schwestern im Alter von 78 bis 106 Jahren. Die klinischen Daten, die man nach der Autopsie erhielt, wurden mit den 15 Jahre andauernden Beobachtungen über kognitive Veränderungen sowie Verhaltensänderungen verglichen (Snowdon 2001). Snowdon fand folgende Verbindungen von „Lebensfaktoren“ und Alzheimer heraus: Je höher der Bildungsgrad, umso geringer das Alzheimerrisiko; je geringer der Bildungsgrad, umso größer das Risiko, Alzheimer zu entwickeln. Das mag mit der Tatsache zusammenhängen, dass die Schwere der Beeinträchtigung damit zu tun hat, wie wir unser Gehirn im späteren Leben benutzen. Wenn wir weiterhin unsere Gehirnfunktionen entwickeln oder ständig ausüben, können wir dem Verlust an Gehirnzellen, der mit dem Alter einhergeht, entgegenwirken. Snowdon fand heraus, dass eine positive Lebenseinstellung, flexibler Umgang mit Schwierigkeiten und das Ausdrücken von Gefühlen mit der Orientierung zusammenhängen. Außerdem ist es umso unwahrscheinlicher, Alzheimer zu bekommen, je älter man wird. Sobald die Nonnen 90 oder älter wurden, ließ die Prozentzahl derer, die Alzheimer entwickelten, deutlich nach. Interessanterweise hing der Zustand des Gehirns (Größe und Anzahl an Plaques und Verfilzungen) nicht immer mit dem Verhalten des Menschen zusammen. Einige Nonnen, deren Gehirne große Schäden aufwiesen, waren bis zum Ende ihres Lebens regsam, orientiert und „auf Zack“. Andererseits wiesen die Gehirne einiger Nonnen, die desorientiert und zurückgezogen waren, kaum Schäden auf.

Snowdowns Schlussfolgerungen unterstreichen meine These, dass die Lebensweise ein wichtiger Faktor für die Entstehung von Alzheimer und Desorientierung im hohen Alter ist. Das Verhalten von Menschen mit früh einsetzender Demenz entspricht meist dem Alzheimer-Modell. Diejenigen, die an spät einsetzender Demenz leiden, bezeichne ich als desorientierte, sehr alte Menschen. Für mich sind das zwei verschiedene Zustände. Beim ersten handelt es sich um einen Krankheitsprozess, beim zweiten um eine Reaktion auf körperliche Einbußen, kombiniert mit der Unfähigkeit, mit einer großen Zahl von psychologischen und sozialen Einbußen fertig zu werden.

Unterschiede zwischen KlientInnen mit Alzheimer und verwirrten, sehr alten Menschen: In Hunderten von Pflegeheimen habe ich beobachtet, dass sich Menschen mit früh einsetzendem Alzheimer anders als verwirrte, sehr alte Menschen verhalten, gehen, reden und ihre Bedürfnisse ausdrücken. Sehr alte, verwirrte Menschen reagieren auf Validation; ihr Sprachvermögen und ihr Gang verbessern sich. (Vgl. die Ergebnisse der Studien über Validation auf Seite 148ff.) Diesen Menschen kann oft ohne Medikation geholfen werden. Andererseits verschlechtert sich der Zustand von Menschen mit früh einsetzendem Alzheimer, egal welche Therapiemethode angewandt wird. Auch durch die Anwendung von Validation ist die Krankheit nicht aufzuhalten. Das Verhalten von KlientInnen mit früh einsetzendem Alzheimer kann nicht vorausgesagt werden. Für einen Augenblick kann Validation etwas soziale Interaktion ermöglichen, im nächsten Moment kann die Person aber wieder gewalttätig werden, abirren oder sich grundlos zurückziehen. Anders als bei dem sehr alten Menschen, der Wiedererkennen signalisiert, bleiben die Augen einer Person mit früh einsetzender Alzheimer'scher Krankheit ziellos und leer, sie starren, ohne zu erkennen. Ihr Gang ist oft steif und roboterähnlich. Ihr Gesichtsausdruck spiegelt nicht immer ihre Gefühle wider, sondern wirkt oft wie eine Maske. Im Verlauf der Krankheit tritt schnell Sprachverlust auf. Die folgenden Unterschiede können zwischen PatientInnen mit früh einsetzendem Alzheimer und desorientierten, sehr alten Menschen festgestellt werden:

Körperliche Unterschiede: Obwohl Wissenschaftler in jungen Gehirnen einen gewissen Grad an Verfall gefunden haben, ist es nicht normal, dass es in Gehirnen von 60- bis 70-jährigen Menschen eine große Anzahl an Plaques und Verfilzungen gibt. Diese werden mit zunehmendem Alter in zunehmender Zahl gefunden und sind unabhängig von der Orientierung der Menschen.

Psychologische Unterschiede: 60- bis 70-jährige Menschen bereiten sich noch nicht auf den Tod vor, sie befinden sich noch nicht im letzten Lebensstadium. Sehr alte Menschen befinden sich im letzten Lebenskampf. Verwirrte, alte Menschen versuchen, unerledigte Probleme zu bewältigen, damit sie in Frieden sterben können. Sie befinden sich im Stadium der Aufarbeitung.

Soziale Unterschiede: etwas jüngere, alte Menschen sind üblicherweise immer noch in soziale Netzwerke eingebunden; sie haben einige Verwandte und FreundInnen, und obwohl die Gesellschaft alte Menschen an den Rand drängt, sind sie immer noch in der Lage, an einigen sozialen Aktivitäten teilzunehmen. Verwirrte, sehr alte Menschen haben sich von sozialen Netzwerken losgesagt; sie haben ihre sozialen Rollen, die sie einmal hatten, verloren.

Die ValidationsanwenderInnen

Dieser Abschnitt beschreibt die Haltungen und Eigenschaften, die für eine wirkungsvolle Ausübung von Validation erforderlich sind. Die Techniken sind Nebensache. Ein VA muss vor allem akzeptieren, dass der Rückzug des sehr alten, verwirrten Menschen nach innen ein normaler Bestandteil des Alterns sein kann, dass die Rückkehr in die Vergangenheit eine Methode des Überlebens bedeutet, einen Heilungsprozess und einen Weg, die Schläge des Alterns zu mildern. Alter ist keine Krankheit. Ein VA akzeptiert die körperlichen Einbußen der sehr alten Menschen und weiß, dass ihre Lebensziele sich von jenen junger, gesunder Individuen unterscheiden.

Ziele junger Menschen:

- Denken, produzieren, den Kopf gebrauchen
- Klar kommunizieren, ausgewählte korrekte Worte verwenden
- Die Zeit im Griff haben, Tagträume vermeiden
- Gefühle unter Kontrolle haben
- Wunschdenken auf Kaffeepausen, Träume und Ferien beschränken
- Sich nach den sozialen Konventionen verhalten. – „Jemand" werden, nach Erfolg streben

Ziele desorientierter, sehr alter Menschen:

- Sich aus der schmerzhaften Gegenwart des Nichtgebrauchtwerdens zurückziehen
- Angenehmes aus der Vergangenheit wiedererleben
- Langeweile durch Stimulieren sinnlicher Erinnerungen lindern
- Unbewältigte Konflikte durch Ausdrücken der Gefühle lösen

VA urteilen nicht, sie akzeptieren und achten die Weisheit der alten Menschen. Sie laufen niemals voraus, um ihnen die Realität aufzuzwingen, sie laufen auch nicht herablassend hinterdrein und geben vor, mit ihnen einer Meinung zu sein; ihrer eigenen Realität sicher, können sie neben ihnen hergehen. Eine VA ist immer ehrlich: desorientierte, sehr alte Menschen erkennen Verstellung. Der Gehörlose wird ein Kichern „hören", die Blinde wird ein Grinsen „sehen". Sie können zwischen einem herablassenden Schulterklopfen und einer Berührung voll Wärme unterscheiden. Auf der Ebene des Unterbewusstseins kennt der sehr alte Mensch die Wahrheit, so wie ein Schlafender unbewusst nach einer Mücke schlägt. Dies ist ihnen nicht bewusst und sie möchten nicht, dass es ihnen bewusst wird. Daher lügt eine VA niemals. Verwirrte, sehr alte

Menschen vertrauen der Anwenderin, die lügt, nicht. Ohne Vertrauen funktioniert Validation nicht.

Die Aufgabe der VA liegt darin, dem sehr alten, desorientierten Menschen bei der Erfüllung der letzten Lebensaufgabe zu helfen: in Frieden zu sterben. Dazu braucht der alte Mensch einen vertrauensvollen Zuhörer, der seine Gefühle respektiert und weiß, dass jedes Gefühl echt ist. Verdrängte Emotionen müssen auf dieser Suche nach Lösungen befreit werden; sie müssen während dieses letzten Lebensstadiums ans Licht kommen. Die VA wissen, dass sich der alte Mensch besser fühlt, wenn seine Gefühle bestätigt und ernst genommen werden. Der Stress wird vermindert. Zuhören steigert nicht die Phantasie. Einfühlsames Zuhören verringert die Beklemmung.

Der desorientierte Mensch ist kein Kind. Ein VA ist kein Elternteil und verwendet auch keine autoritären Wörter wie „soll" oder „muss" (Harris 2005). Er bestraft nicht, droht nicht und verhält sich nicht anmaßend. Weder verschließt er sich vor den Gefühlen des alten Menschen noch forciert er sie – er hat Respekt vor der Privatsphäre. Er stimmt sich in den Klienten, in seinen Rhythmus ein, fängt seine verbalen Signale auf und beobachtet die nonverbalen Signale. Er kleidet Gefühle in Worte, bestätigt sie und gibt dem Menschen seine Würde zurück. Validation heißt, den sehr alten, desorientierten Menschen, der sein Leben gelebt hat, zu respektieren und seine Weisheit anzuerkennen. Die VA erwarten nicht von allen desorientierten Menschen das gleiche Verhalten, sondern respektieren die individuellen Unterschiede.

Eine VA wendet Empathie an. Wir beurteilen Dreijährige nicht nach den gleichen Kriterien wie Erwachsene; wir alle waren einmal drei Jahre alt und können uns in ihre Lage versetzen. Wir nennen Teenager nicht psychotisch, wenn sie ihren Gefühlen freien Lauf lassen; wir waren selbst einmal Teenager und wissen, dass sie in einem Stadium des Aufbegehrens sind, in dem sie ihre Identität finden müssen. Niemand von uns ist jedoch schon sehr alt gewesen. Es ist schwierig, in den Rollstuhl eines 90-Jährigen zu schlüpfen, der mit der Faust schlägt, schlecht sieht und hört, sich kaum bewegen oder an seinen Namen erinnern kann und ganz sicher nicht an unseren. Es ist schwierig, sich in seinem Rhythmus zu bewegen und mit seinen Augen zu sehen. Er kann seine Hand nicht sehen, statt dessen sieht er einen Hammer und einen Nagel. Er war Tischler, wie sein Vater und sein Großvater. Als Kind lernte er, einen Nagel gerade einzuschlagen. Als alter Mann sitzt er und schlägt mit der Faust, um seine Identität zu rekonstruieren. Der VA behandelt ihn mit Empathie. Wir können in das Leben des anderen schlüpfen, weil wir selbst schon viele Verluste erlitten haben. Hat Sie schon einmal die Panik ergriffen, als Sie nachts allein in einen Sturm gerieten, ohne jemanden nach dem Weg fragen zu können? Dann haben Sie eine Vorstellung von der Bestürzung des sehr alten, desorientierten Menschen, der vergisst, wo er ist. Haben Sie schon einmal erlebt, dass eines Ihrer Glieder erstarrte, ein Sinnesorgan aussetzte, oder haben Sie schon den Verlust einer vertrauten Person oder eines vertrauten Gegenstandes empfunden, die Beklemmung, als Sie Ihren Job, ihr Zuhause, eine körperliche Fähigkeit verloren? Wenn Sie Angst, Wut, Eifersucht, Schuld, Kummer und Liebe erfahren haben, können Sie an den Gefühlen der desorientierten Menschen teilhaben.

Eine ideale VA ist jemand, der nach Erikson Erwachsenen-Intimität erlangt hat, Identität besitzt, sich von der elterlichen Autorität abgenabelt hat und sich ohne die Furcht, abgelehnt zu werden, ausdrücken kann. Eine VA ist für ihre Gefühle verantwortlich, auch wenn diese unbequem sind. Sie kann spontane, tiefe Gefühle der sehr alten Menschen akzeptieren und sie mit Empathie spiegeln. Eine VA kann auf jedes erdenkliche Gefühl eines alten Menschen eingehen. Emotionen wie Ärger oder Wut, die lautstark und mit einem Wortschwall oder mit einem „Wortsalat“ hervorgebracht werden, kommen häufig vor. Hier reagiert eine VA mit einer körperlichen Anspannung und teilt den Ärger mit viel Intensität und Ernsthaftigkeit in ihrer Stimme. Sie verwendet eine passende Mischung der verbalen und nonverbalen Techniken und lässt dem alten Menschen die Zeit, die dieser braucht, um seinen Ärger auszudrücken. Das kann zugegebenermaßen manchmal eine laute Angelegenheit sein, aber es ist ein großes Missverständnis zu glauben, dass es bei einer Validation immer nur leise, lieb und freundlich zugeht. Man hilft immer den alten Menschen das auszudrücken, was gerade in diesem Moment notwendig ist. Und wenn das Gefühl Wut ist, braucht der alte Mensch nicht eine Person, die versucht ihn zu beschwichtigen, sondern eine, die seine Wut ernst nimmt und mit ihm teilt – nur so handelt es sich um echte Anteilnahme.

Einer alten Frau, die sich wiegt und dabei „Ma ma ma ma“ weint, bestätigt der VA das Verlangen nach ihrer Mutter und wendet die entsprechende Validationstechnik an. Es kommt zu echtem Blickkontakt zwischen dem VA und der alten Frau, die auf der Suche nach Liebe nicht mehr in die Vergangenheit zurückkehren muss. Sie hat sie mit Hilfe des VA gefunden.

BetreuerInnen, die die frei ausgedrückten Gefühle desorientierter Menschen nicht mit ihnen teilen können, sollten nicht mit Validation arbeiten. Menschen, die nur auf verbaler, intellektueller Ebene kommunizieren können, werden nicht imstande sein, Validationstechniken einfühlsam anzuwenden. Sie werden sich sehr unbequem fühlen, sich von dem desorientierten Menschen abwenden oder ihm Beruhigungsmittel verabreichen. Nicht jeder ist daher für Validation geeignet. Nur

Personen, die ihre Gefühle unter Kontrolle haben, können gut mit orientierten und leicht desorientierten, sehr alten Menschen arbeiten.

Eine VA ist ein „Übermensch für 3 bis 10 Minuten", denn sie bringt für sehr alte, desorientierte Menschen Empathie auf und achtet ihre Gefühle als echte, ohne zu wissen, warum der alte Mensch sich so verhält. Sie erwartet aber nicht vom gesamten Pflegepersonal, dass es Validation praktiziert. Sie respektiert, dass manche nicht in den Schuhen der desorientierten, sehr alten Menschen die Straße überqueren. Manche Mitarbeitende erwarten allerdings, dass der alte Mensch die Straße überquert und sich dabei der gegenwärtigen Realität bewusst ist. Der weise alte Mensch wird sie ignorieren und zu ihnen sagen: „Ich warte auf die Person, die mir nicht widerspricht."

ValidationsanwenderInnen sind keine AnalytikerInnen: Ein VA weiß, dass alte, desorientierte Menschen die kognitive Fähigkeit der Einsicht verloren haben. Sie können ihre Emotionen nicht mehr mit dem Intellekt steuern oder die Gründe für ihre Gefühle herausfinden, um ihr Verhalten zu ändern. Sie haben die Fähigkeit des „AHA!", des plötzlichen Erkennens, eingebüßt. Einfühlsam sieht der VA mit den Augen, hört mit den Ohren und spiegelt die Körperrhythmen des sehr alten Menschen, um ihm bei seiner Suche nach Identität, Liebe und Validierung unverarbeiteter Gefühle zu helfen.

Ein VA weiß, dass der desorientierte, sehr alte Mensch seine unbewältigten Lebensaufgaben normalerweise niemals vollständig lösen wird. Bis zu seinem Lebensende wird er damit beschäftigt sein. Er kann niemals genügend Einsicht gewinnen, um sein Verhalten völlig zu ändern. Er braucht eine sorgende, validierende Person, die seine Gefühle respektiert, zuhört, bestätigt und ihn auf den Wegen der Vergangenheit begleitet.

Burn-out und das Gefühl des Versagens

Zu Burn-out und einem Gefühl des Versagens (Rubin 1982) bei der VA kommt es, wenn die VA von den sehr alten Menschen erwartet, dass sie sich nach Normen verhalten: dass sie also deutlich sprechen, Gefühle kontrollieren, täglich Fortschritte machen, Regeln befolgen, zuhören, mit Worten kommunizieren. Wenn eine VA aber die physische Beeinträchtigung des desorientierten Menschen akzeptiert, wird sie selten ein Gefühl des Versagens empfinden. Burn-out entsteht durch unrealistische Erwartungen, wenn die VA etwa vergisst, dass der alte Mensch sich nicht an Namen, die Uhrzeit oder den Tag erinnern kann und will. Er wird sich an eine echte Berührung, an warmen Blickkontakt und eine fürsorgliche Stimme erinnern. Ein Augenblick echter Anteilnahme entlohnt für viele schwierige Stunden mit den MitbewohnerInnen.

Wege, um Burn-out zu vermeiden:

- Haben Sie realistische Erwartungen.
- Setzen Sie realistische Ziele für jeden einzelnen Klienten.
- Bestätigen und zeichnen Sie den Fortschritt auf.
- Verschaffen Sie sich so viel Unterstützung wie möglich: durch Angehörige, Personal, freiwillige Mitarbeitende.
- Organisieren Sie ein Validationsteam.
- Finden Sie Spaß daran, verwirrten, sehr alten Menschen zuzuhören und sich mit ihnen zu bewegen.

Veränderungen treten in winzigen Nuancen auf, aber sie treten auf: Drei Monate konsequenter Validation werden deutliche Verbesserungen bewirken (Feil 1982, 57). Messen Sie die Veränderungen anhand der Tabelle über die Auswertung des Fortschritts (Anhang Nr. 11, S. 145). Angehörige können durch regelmäßige Familien-Workshops in die Validation eingebunden werden. Wenn Angehörige und das Personal mit einbezogen werden, unterstützen sie einander, und jeder freut sich an der Weisheit, der Poesie und Intimität, die den desorientierten, sehr alten Menschen eigen sind.

Auf jeden Fall sind Verständnis und Akzeptanz der Verwaltung für die Ziele von Validation entscheidend, vor allem, wenn eine Validationsgruppe gebildet werden soll. Der Erfolg hängt von der Unterstützung des gesamten Personals ab: vom Hauspersonal, den DiätassistentInnen, SozialarbeiterInnen, Pflegekräften und BeschäftigungstherapeutInnen. Wenn Verwaltung und Direktion die Validation nicht unterstützen, die Pflegekraft nicht instruiert wird, jedes Gruppenmitglied vor dem Treffen auf die Toilette zu führen, der vorgesehene Raum nicht frei ist oder Personal hereinkommt und Menschen aus der Gruppe wegführt, ist die Kontinuität bedroht. Mangelnde Hilfe des Personals wird VA, die eine Gruppe beginnen möchten, zermürben; individuelle Validation kann jedoch weiterhin praktiziert werden.

Ein Validationsteam innerhalb der Einrichtung kann ein paar Personen oder auch das gesamte Personal und Angehörige umfassen. Durch regelmäßige Treffen können Sie Ihre Fortschritte auswerten, Erfahrungen austauschen, Frustrationen ausdrücken und Einsichten in Ihr eigenes Verhalten gewinnen. Das Team wird Sie dabei unterstützen und die Isolation mildern.

Was Validation erreichen kann

Validation ist ein Prozess, durch den verwirrte, sehr alte Menschen verbal und nonverbal kommunizieren können, egal was sie gerade auf dem Herzen haben oder wo sie in Gedanken sind. Ob ein Mensch glücklich an einer Aufgabe arbeitet, die er vermisst, ob er mit einer unvollendeten Lebensaufgabe kämpft oder eine Krise nochmals durchlebt, die er nie überwunden hat, das Ziel der Validation ist es, den Menschen in seiner eigenen Wirklichkeit so zu begegnen, dass er nicht alleine ist.

Desorientierte, sehr alte Menschen reagieren auf Validation. Die Veränderungen im Verhalten erfolgen langsam und fluktuieren von Tag zu Tag, es findet aber eine anhaltende Veränderung statt. Einige der zu erwartenden Resultate sind:

- Aufrechtere Sitzhaltung
- Geöffnete Augen
- Verstärkte soziale Kontrolle
- Schreien, Auf- und Abgehen, Schlagen (sich wiederholende Bewegungen) nehmen ab
- Weniger Wut und Angst
- Weniger chemische und physische Zwangsmaßnahmen erforderlich
- Gesteigertes verbales Ausdrucksvermögen
- Gesteigertes nonverbales Ausdrucksvermögen
- Gang verbessert sich
- Unbewältigte Lebensaufgaben lösen
- Erhöhtes Wohlbefinden
- Rückzug seltener
- Größeres Selbstwertgefühl
- Annehmen vertrauter Rollen durch Validationsgruppen
- Sinn für Humor kehrt zurück
- Längere Selbstständigkeit in der eigenen Wohnung

Für Verwandte und Pflegekräfte:

- Mehr Freude und Energie
- Weniger Stress
- Die Familienmitglieder sprechen wieder mehr miteinander

Forschungsergebnisse

Meine Untersuchung am Montefiore-Altersheim (Cleveland, Ohio) aus dem Jahre 1971 zeigte, dass sich nach fünf Jahren Validation das Verhalten von 30 desorientierten, sehr alten Menschen mit organischem

Gehirnschaden in vielen Aspekten verbesserte. Sie wurden weniger inkontinent, das störende Verhalten (Schreien, Schlagen) nahm ab, das positive (Lächeln, Sprechen, anderen Helfen) nahm zu; sie wurden sich ihrer Außenwelt bewusster, sprachen auch außerhalb von Gruppentreffen miteinander und waren zufriedener (Feil 1972).

1976 verglich ich im selben Pflegeheim Aufzeichnungen, die über vier Jahre lang von zwei Gruppen gemacht wurden. Eine war die „Kaffee-Klatsch-Gruppe" von orientierten, sehr alten BewohnerInnen mit körperlichen Gebrechen, die andere war die „Dienstags-Gruppe" von desorientierten, sehr alten BewohnerInnen. Der Vergleich zeigte, dass für desorientierte Menschen, die sich in die Vergangenheit zurückziehen, Leugnen der häufigste Verteidigungsmechanismus gegen Stress ist (Feil 1976).

1980 schlug Stan Alprin, ein Wissenschaftler aus Cleveland, einen ganz anderen Weg bei der Beurteilung der Validation ein. Er untersuchte ihre Auswirkungen auf Einstellung und Verhalten der TherapeutInnen, aber auch die Auswirkungen auf den sehr alten, desorientierten Menschen. Alprin erhielt messbare Daten über Verhaltensänderungen der BewohnerInnen und des Personals in 16 Pflegeheimen der USA, die Validation praktizierten. Er beobachtete Direktoren, Personal und Sozialarbeiter und stellte fest: „Die bisherigen Resultate zeigen sehr deutlich, dass es mit Validation viele positive Verhaltensänderungen der Bewohner gab … Auch beim Personal lassen sich positive Tendenzen beobachten" (Alprin 1980). Diese Tendenzen beinhalten größeres Vertrauen zwischen dem Pflegepersonal und den BewohnerInnen, weniger aggressives Verhalten der BewohnerInnen, geringere Fluktuation des Personals.

In ihrer Diplomarbeit verglich Marlene Peoples die Auswirkungen bei der Anwendung von Validation mit denen von Realitätsorientierung (RO) in einem Pflegeheim mit 225 KlientInnen (1982). Sie verwendete dabei ein statistisches Standard-Instrumentarium zur Einschätzung des Desorientierungsgrades in kleinen Gruppen. Es gab „qualitative Verbesserungen im Verhalten von sieben der zehn Mitglieder der Validationsgruppe, verglichen mit drei der acht Mitglieder der Realitätsorientierungsgruppe. Die Validationsgruppe war besser besucht. Validation hatte eine deutlich positive Wirkung auf das Verhalten. Realitätsorientierung dagegen erzeugte keinen wesentlichen Unterschied" (Peoples 1982). Andere Studien bestätigen diese Resultate.

1986 untersuchte Paul A. Fritz, Professor an der Universität von Toledo, die Wirkung von Validation auf Sprachmuster von sehr alten BewohnerInnen mit kognitiver Beeinträchtigung in Pflegeheimen von

Toledo, Ohio. Er fand, „daß Validation eine deutliche Verbesserung des Sprachmusters von alten Menschen zur Folge hatte. Ich benutzte ein Computerprogramm zur Messung der Anzahl der Verben, der Substantive, Präpositionen etc., die eine Person bei einem aufgezeichneten Gespräch verwendete. Die Kategorien der Phasen I und II (zwei der in der Folge erklärten Phasen der Desorientierung) zeigten eine deutliche Steigerung des Sprachflusses und der Klarheit“ (Fritz 1986).

James T. Dietch, Arzt am Irvine Medical Center in Kalifornien, und andere publizierten 1989 ihre Studie „Negative Effekte der Realitätsorientierung“. Dort heißt es: „Die Validationsmethode erwies sich als effektiver als die Anwendung der Realitätsorientierung (RO)... Validationstherapie unterscheidet sich radikal von RO und ist bei manchen dementen KlientInnen eine gute Methode. Das Personal profitiert davon, weil die wiederholte Frustration wegfällt, die KlientInnen in Bereichen zu reorientieren, in denen sie sich nicht ändern können. Ein größeres Bewusstsein von den individuellen psychologischen und emotionalen Bedürfnissen dementer KlientInnen wird sich positiv auf die therapeutische Behandlung auswirken“ (Dietch u. a. 1989, 974–976).

Der Wissenschaftler Colin Sharp verglich in zwei australischen Heimen analoge Personengruppen, von denen eine mit Validation behandelt worden war, die andere nicht. 1989 stellte er fest, dass sowohl das Personal als auch die BewohnerInnen von Validation profitierten. Es kam weniger oft zum Rückzug nach innen bei vermehrter positiver Interaktion und Sozialisation. Der Erfolg in dem Heim mit Validation war deutlich spürbar (Sharp / Johns 1991). Ian Morton und Christine Bleathman, Krankenpfleger am Maudsley Spital in London, bestätigen Sharps Ergebnisse in ihrer Studie von 1991 (s. auch Morton / Bleathman 1988, 25–27).

Ebenfalls 1991 vollendete der französische Arzt und Wissenschaftler Jean Prentczynski eine ähnliche Untersuchung wie Sharp am Hospital Sebastopol in Reims und gelangte zu ähnlichen Resultaten: „Es kam zu einer größeren Lösungsrate ihrer Konflikte, zu einer Reduzierung von Stress, Misstrauen und größerem Vertrauen zum Personal“ (Prentczynski 1991).

Janet Fine und Susan Rouse-Bane (1995) gehören zu den wenigen Forscherteams, die sich mit den Auswirkungen einzelner Validationstechniken auf HeimbewohnerInnen beschäftigt haben. Ihre Ergebnisse zeigten, dass das Personal Validationstechniken mit größerem Geschick anzuwenden vermochte und dass die Anwendung von Validation „problematisches Verhalten“ von HeimbewohnerInnen verringern konnte.

Dr. Frederic Munsch ist Psychogeriater und zertifizierter Validationslehrer, der eine professionelle Studie durchgeführt hat, die auf der richtigen Anwendung von Validation beruht: Nach neun Monaten Validationsgruppenarbeit stellte er vermehrte Kommunikation, weniger Aufgeregtheit etc. fest (Munsch 2000).

In Finnland (2002) wurden 122 ausgebildete ValidationsanwenderInnen zu den Auswirkungen der Validation auf ihre Arbeit befragt. Validation wurde als hilfreich für die tägliche Pflege empfunden, besonders während schwieriger Situationen mit den PatientInnen. Die PatientInnen waren aktiver, körperlich belastbarer, kommunizierten besser und schienen mehr Selbstbewusstsein zu haben. (Sipola und Lumijäätiö 2002)

2002 / 2003 führte das Schweizer Tertianum gemeinsam mit dem deutschen Forschungsinstitut idea-l eine Studie durch, die die Auswirkungen von professionellem Validationstraining auf die Beziehung zwischen dem validierenden Pflegepersonal und den Validationsempfängern untersuchen sollte. Nach Befragungen des Pflegepersonals wurde festgestellt, dass die Validationsausbildung das Verhalten der VAs positiv beeinflusste, wodurch schwierige Situationen mit größerer Effizienz bewältigt wurden. Die VAs zeigten größere Sicherheit und mehr Verständnis. Das Verhalten der Validationsempfänger wurde als verändert geschildert: Es gab weniger Konflikte, die Atmosphäre verbesserte sich. Es wurden weniger Medikamente verabreicht (Tertianum / idea-l 2004).

2005 verglichen Deponte und Missan von der Universität Triest Validation (VT) mit sensorischer Reminiszenz (SR) und verwendeten eine Kontrollgruppe. Die SR-Gruppe bewirkte eine Verbesserung der Kognition, während die VT-Gruppe eine Reduktion von Verhaltensstörungen zeigte.

Im Jahr 2007 untersuchten Tondi, Ribani, Bottazzi et al. Validationstherapie in einem Pflegeheim: eine Fall-Kontroll-Studie. Die PflegeheimbewohnerInnen wurden in eine Studien- und eine Kontrollgruppe eingeteilt. Die Studiengruppe erhielt sowohl Einzel- als auch Gruppenvalidation. Nach vier Monaten wurden Messungen durchgeführt und es wurde festgestellt, dass die Studiengruppe weniger Erregung, Apathie und Reizbarkeit aufwies. Es gab eine mittlere Verbesserung bei Schlafstörungen und dem Unterstützungsbedarf bei der Nahrungsaufnahme.

C. Siviero, E. Mazza and A. Cerri von der Castellini-Stiftung in Melegnano (Italien) führten eine Fallstudie durch, die 2009 auf einem Kongress der italienischen Gesellschaft für Gerontologie und Geriatrie vorgestellt wurde. Die Studie bestätigte, dass regelmäßige Validation durch fast alle Pflegepersonen auf einer Demenzstation den Zustand der Patientin positiv beeinflussten; Verhaltensstörungen nahmen signifikant ab. Die Patientin gewann ein gutes Verhältnis zum Personal und zu den anderen PatientInnen. Sie beteiligte sich mehr an den Aktivitäten, die in der Abteilung angeboten wurden.

Seit 2009 wurden 28 Studien oder wissenschaftliche Arbeiten auf der Website des Validation Training Institute hinzugefügt: https://vfvalidation.org/

Diese kommen aus der ganzen Welt. Das Validation Training Institute veröffentlicht alle Studien, die uns zugesandt werden oder die gefunden werden können.

Viele der älteren Studien enthalten begrenzte Ergebnisse. In den vergangenen Jahren ist es allerdings einfacher geworden, sich in Validation ausbilden zu lassen. Es gibt mehr Mittel, um Validationsergebnisse zu messen. Der weltweite Aufbau von neuen Validationszentren vereinfacht den Informations- und Ressourcenaustausch. Tausende Personen wurden in Validation ausgebildet und können nun die Methode zu Hause, in Altersheimen, Spitälern und Gemeinschaftszentren der ganzen Welt anwenden. Diese Praktiker haben mit Validation gute Erfahrungen gemacht, Validation ist vielleicht die am meisten erforschte nicht-pharmazeutische Methode zur Kommunikation mit älteren Erwachsenen mit kognitivem Abbau.

Wie geht man mit seinem eigenen Alterungsprozess um?

Helen Thomas lebt allein. Sie ist 76. Als ihr Mann vor drei Jahren an Krebs starb, trauerte sie ein wenig, schob ihre ambivalenten Schuldgefühle und ihren Kummer beiseite, verscharrte ihre Gefühle und setzte ihr Leben fort. Sie fand eine ehrenamtliche Tätigkeit in einer Bibliothek in ihrem Viertel. Nun legt sie Bücher ab, genau wie ihre Gefühle. Niemals bittet sie ihre Kinder um Hilfe, sie glaubt, sie brauche niemals Hilfe. Wenn sie in Bedrängnis gerät, beißt sie die Zähne zusammen, gibt nie ihren Ängsten nach. Sie kontrolliert immer ihre Gefühle, reißt sich stets zusammen.

5 Uhr morgens. Helen wacht immer um diese Zeit auf. Sie öffnet die Augen – aber sie sieht nichts. Alles ist schwarz um sie. Helen greift nach der Nachttischlampe, schaltet sie ein, aber es bleibt dunkel. Sind alle Sicherungen durchgebrannt? Helen blinzelt die Tränen weg und

versucht, ihre Beklemmung zu unterdrücken. Je mehr sie ihrer Tränenflut Einhalt gebieten will, desto größer wird die Panik. Ihr Herz schlägt heftig. Gesicht und Hände sind schweißnass. Sie verspürt Übelkeit. Entsetzen erfasst sie. Helen ist blind. Sie schreit: „Hilfe, ich kann nicht sehen! Hilfe!“ Die Nachbarn rufen die Ambulanz. Ein Rettungswagen bringt sie in die Notstation eines Spitals. Helen erhält eine Beruhigungsspritze gegen ihr Schreien. Innerhalb von zwei Wochen bekommt Helen einen Platz in einem Pflegeheim. Sie kennt weder Uhrzeit noch Ort, sitzt im Rollstuhl, ihr Kopf ist auf die Brust gesackt, die Augen sind geschlossen, die Hände schlaff, der Mund geöffnet, sie atmet kaum – ein lebender Leichnam.

Die Diagnose? Anhand des Standard-Tests wird ihr mentaler Zustand festgestellt. Sie kann nicht von zehn rückwärts zählen, weiß nicht, wie der amerikanische Präsident heißt, kann nicht mehr kleine Dinge des Alltags erledigen; ihre Emotionen sind labil, quellen unkontrolliert hervor. Eine Untersuchung mit dem Computer-Tomographen ergibt, dass möglicherweise kleine Gehirnschläge Helens Gehirngewebe in den letzten Jahren zerstört haben. Diagnose: „Demenz vom Typus Alzheimer.“

Wie hätte Helen ihrer Desorientierung vorbeugen können? Mit ihren Milliarden von grauen Zellen und Billiarden möglicher Verbindungen hätte eine jüngere Helen Einsicht erlangen, danach streben können, sich selbst kennenzulernen und sich ihres Verhaltensmusters, unangenehme Gefühle zu leugnen, bewusst zu werden. Sie hätte neue Wege für schwere Zeiten entwickeln können.

Sich unangenehme Gefühle einzugestehen, ist unheimlich. Einen unbekannten Weg einzuschlagen, ist riskant. In eine unbekannte Richtung gehen lernen kann Panik verursachen. Wir müssen zu uns selber bis zur Schmerzgrenze ehrlich sein, Fehler riskieren, uns an Scham und Verzweiflung gewöhnen, bevor wir neue Lebensweisen perfektionieren können. Je besser wir uns kennen, desto weniger leicht geraten wir im Alter aus dem Gleichgewicht. Je selbstbewusster wir sind, desto leichter können wir überholtes, eingerostetes Verhalten ablegen.

Schritte, um mit dem Altern besser fertig zu werden:

- Seien Sie ehrlich zu sich selbst; hören Sie auf Ihre Gefühle.
- Erkennen Sie Ihr bevorzugtes Sinnesorgan.*
- Beobachten Sie Ihren Körper.
- Finden Sie eine Methode, um mit Krisen fertig zu werden.
- Lösen Sie Ihre unbewältigten Lebensaufgaben.
- Akzeptieren Sie, was Sie nicht ändern können, und respektieren Sie sich selbst.
- Akzeptieren Sie die körperlichen Verluste des Älterwerdens.

Hier eine korrigierte Version von Helens Leben. Als Kind erfreut sie sich an visuellen Eindrücken. Sie malt sehr gerne. Ihre Ölbilder hängen im Wohnzimmer. Sie verschmiert die Farben, kleckst eine über die andere. Mit zehn fabriziert sie bunte Kleider für ihre Papierpüppchen. Als Teenager geht sie häufig im Wald spazieren und freut sich am Spiel der grau-braun-lila Blätter im Wind. Gern besucht sie das Museum; dort schwelgt sie in den Farben der holländischen Maler. Als Mutter stimmt sie die Farben ihrer Kleider und die ihrer Kinder immer sorgfältig aufeinander ab. Als Erwachsene stellt Helen sich auf das Altern ein, und da sie weiß, dass ihr bevorzugtes Sinnesorgan Einbußen erleiden könnte, trainiert sie ihre anderen Sinnesorgane. In einem Yogakurs beginnt sie ihren kinästhetischen Sinn zu entwickeln, erlernt Atemtechniken und wie man mit innerem und äußerem Stress fertig wird. Oder sie übt in einem Tanzkurs, wie man sich entspannt bewegt, die Muskeln dehnt, durch Muskeltraining gerade steht. Hätte Helen gelernt, wie man sich in Stress-Situationen verhält, wie man momentane Panik überwindet,

* Der „bevorzugte Sinn“ ist ein Konzept der neurolinguistischen Programmierung. In der Kindheit werden wir von einer Welle von Sinneseindrücken überschwemmt. Wir werden gestillt. Die Mutter fühlt sich warm und weich an. Wir schmecken die süße Milch, hören den Klang ihrer Stimme, riechen ihren Duft, sehen ihre Augen und Lippen. Zu viele Eindrücke für einen Säugling von zwei Wochen. Um unser Gleichgewicht zu halten, konzentrieren wir uns auf eine bestimmte Sinneswahrnehmung, bevorzugen wir ein bestimmtes Organ. Beim Heranwachsen benützen wir alle Sinne, gebrauchen aber den bevorzugten am meisten. Im späteren Leben verlassen wir uns darauf, dass er uns Aufschluss gibt, was in der Welt vorgeht; wir benutzen ihn, um unsere Wahrnehmung zu überprüfen, unsere falschen Vorstellungen von der Umwelt zu korrigieren, unsere innere Realität der äußeren anzupassen.

würde sie, wenn sie sich mit dem Wagen in einer fremden Stadt in der Nacht verirrte und weit und breit keine Tankstelle fände, ihren Schrecken überwinden können. Nur zwei Minuten hätten die folgenden Techniken beansprucht.

Schritte für das Zentrieren (Hendriks / Wills 1975):

1. Konzentrieren Sie sich auf einen Punkt etwa 5 cm unterhalb der Taille. Das ist Ihr Zentrum, Ihr Schwerpunkt.
2. Atmen Sie tief durch die Nase ein. Füllen Sie Ihren Körper mit dem Atem.
3. Atmen Sie durch den Mund aus.
4. Denken Sie nicht mehr an andere Dinge und konzentrieren Sie sich auf Ihren Atem.
5. Verfolgen Sie geistig Ihren Atem vom Zentrum in einem Bogen bis zur Nase.
6. Atmen Sie ein und füllen Sie Ihren Körper mit dem Atem aus.
7. Atmen Sie aus, und stellen Sie sich vor, dass Ihr Atem aus dem Schwerpunkt heraus nach draußen gelangt.

Mit 50 benötigt Helen bifokale Augengläser. Sie bereitet sich auf das Nachlassen der Augen vor und trainiert andere Sinnesorgane. Sie nimmt Musikunterricht, lernt Klavierspielen, geht öfter in Konzerte. Sie kultiviert ihren Geruchs- und Geschmackssinn, interessiert sich für Weindegustationen und wird eine Gourmetköchin.

Mit 60 braucht Helen länger als üblich, um sich im Dunkeln zurechtzufinden. Sie wundert sich, warum ihre Hände feucht werden, die Augen enger, ihr Herz schneller klopft, wenn sie plötzlich im Dunkeln steht. Helen fragt ihre Familie bei einem Thanksgiving-Essen, ob sie jemals im Dunkeln eingesperrt war. Helens Bruder kichert sadistisch. Als er fünf war und sie vier, hatte er sie in einen Schrank eingesperrt: „Man konnte Helen noch fünf Häuser weiter schreien hören.“ Helens Mutter erlöste sie nach ein paar Minuten, aber sie hat den Schrecken der Dunkelheit nie vergessen. Ihr Körper erinnert sich an jedes Detail. Heute, während der Thanksgiving-Mahlzeit, rebelliert ihr Magen bei der lebhaften Erinnerung. Ähnliche Gefühle wandern durch die Zeit.

Ein dunkles Kino der Gegenwart weckt die Erinnerung an jenen dunklen Schrank, in dem sie vor fünfzig Jahren eingesperrt war. Helen sagt ihrem Bruder, wie sie sich damals fühlte und was sie nun empfindet.

Durch die Bestätigung ihrer wahnsinnigen Angst vor der Dunkelheit wäscht sie sie weg. Sie hat eine neue Einsicht gewonnen, eine neue Verbindung festigt sich in ihrem Gehirn. Das „AHA!“ wird zum „HA-HA!“. Sie fühlt sich erleichtert, stellt sich ihrer Furcht und überwindet sie.

Mit 63 fühlt Helen einen Schmerz in Hals und Schulter. Ihr Körper rebelliert nun, informiert sie über sie selbst. In einer Gruppentherapie erfährt Helen, dass sie immer die Märtyrerin gespielt hat. Sie war ein braves Mädchen, riskierte nie den Unwillen ihrer Eltern. Als Ehefrau widersprach sie nie ihrem Ehemann, hatte sechs Kinder, ohne jemals zu murren. Helen wollte immer aufs College, musste aber warten, bis das jüngste Kind groß war. Nach Jahren der Selbstverleugnung ändert Helen nun bewusst ihr Verhalten anderen gegenüber und wird zu sich selbst ehrlich. Sie lernt, zu ihrem Mann, zu den Kindern und ihrer 90-jährigen Mutter „Nein“ zu sagen, ohne Schuldgefühle oder Angst vor dem Verlassenwerden. Wenn Helen Magenschmerzen hat oder ihr der Hals oder die Schulter weh tut, konzentriert sie sich, korrigiert ihre Haltung und stellt sich ihrem Ärger oder ihrer Furcht.

Älter werden mit Erfolg:

1. Stellen Sie sich jeder Lebensaufgabe. Haben Sie eine Aufgabe versäumt, dann gehen Sie zurück und erledigen Sie sie vor dem Eintritt ins hohe Alter. Bringen Sie Ihr Leben ständig „in Ordnung“.
2. Erweitern Sie Ihr Spektrum von Verhaltensweisen. Wenn eine Rolle ausgedient hat, suchen Sie eine andere. Wenn Sie schlechter hören, trainieren Sie Ihren Gesichts-, Geschmacks-, Geruchs- und Tastsinn. Wenn Ihr Job vorbei ist, übernehmen Sie eine ehrenamtliche Tätigkeit. Lassen Sie sich nicht unterkriegen! Erweitern Sie Ihr Repertoire, solange Sie noch jünger sind.

Zusammenfassung

Sehr alte desorientierte Menschen verlieren die Kontrolle; sie verlieren den Wunsch nach Kontrolle, ihre Fähigkeit, Gefühle zu leugnen. Ihre Gefühle brechen unkontrolliert hervor. Im hohen Alter besitzen sie die Weisheit, Gefühle frei zu äußern, um sie zu bewältigen. Die VA erzwingen niemals Gefühle, sie analysieren niemals geäußerte Gefühle. Im Gegensatz zu jungen neurotischen oder psychotischen KlientInnen kann die sehr alte Person sich ihren Gefühlen nicht stellen. VA können Gefühle nicht „erlauben“ oder „verbieten“. Desorientierte Menschen mit intuitiver Weisheit des Alters werden nicht auf die jüngeren VA hören, die ihnen sagen, was sie tun sollten. Sie sind keine Kinder. Sie werden kein neues Verhalten lernen. Sie sind dabei, zu resümieren, nicht zu wachsen. Sie äußern ihre Gefühle frei, um sie zu bewältigen. Sie passen sich nicht den Verhaltensnormen der jüngeren VA an. VA können das Verhalten jüngerer alter Menschen beeinflussen, die in die Gemeinschaft zurückkehren können. Sehr alte Menschen werden ihren Gefühlen ohne Rücksicht auf den VA weiter freien Lauf lassen. Wenn jemand wirklich zuhört, werden die Gefühle schwächer. Der alte Mensch wird von einem vertrauenswürdigen Zuhörer validiert. VA verstellen sich nicht; sie erzwingen nie Gefühle, machen sich nie über Gefühle lustig oder verkleinern sie durch Ablenkung oder Umlenkung.

Prinzipien:

1. Alle sehr alten Menschen sind wertvoll und einzigartig.
2. Ältere Personen mit kognitiven Beeinträchtigungen sollten akzeptiert werden wie sie sind: Wir versuchen nicht, sie zu verändern.
3. Zuhören mit Empathie baut Vertrauen auf, reduziert Angst und gibt die Würde zurück.
4. Schmerzhafte Gefühle, ausgedrückt, akzeptiert und validiert durch einen vertrauensvollen Zuhörer, werden schwächer. Schmerzhafte Gefühle, die ignoriert und unterdrückt werden, werden stärker.
5. Es gibt einen Grund hinter dem Verhalten von desorientierten alten Menschen.

6. Das Verhalten von desorientierten, sehr alten Menschen kann in einem oder mehreren der folgenden menschlichen Grundbedürfnisse begründet sein:
   - Aufarbeitung von unerledigten Aufgaben, um in Frieden sterben zu können
   - In Frieden zu leben
   - Bedürfnis, das Gleichgewicht wiederherzustellen, wenn das Augenlicht, das Gehör, die Mobilität und das Gedächtnis schwinden
   - Bedürfnis, der unerträglichen Realität Sinn zu geben, einen Platz zu finden, wo man sich wohlfühlt und wo Beziehungen familiär sind
   - Bedürfnis nach Anerkennung, Status, Identität und Selbstwert
   - Bedürfnis, gebraucht zu werden und produktiv zu sein
   - Bedürfnis, gehört zu werden und respektiert zu sein
   - Bedürfnis, Gefühle auszudrücken und damit angehört zu werden
   - Bedürfnis, sich geliebt und geborgen zu fühlen: Sehnsucht nach menschlichem Kontakt
   - Bedürfnis, umsorgt zu werden, sich sicher und geborgen zu fühlen und nicht unbeweglich und festgehalten zu sein
   - Bedürfnis nach sensorischer Stimulation, taktilen, visuellen, auditiven, olfaktorischen, gustatorischen und auch sexuellen Ausdrucksmöglichkeiten
   - Bedürfnis, Schmerzen und Unannehmlichkeiten zu reduzieren
7. Früherlerntes Verhalten kehrt zurück, wenn die verbalen Fähigkeiten und das Kurzzeitgedächtnis versagen.
8. Persönliche Symbole, die von desorientierten älteren Menschen benutzt werden, sind in der Gegenwart vorhandene Menschen oder Gegenstände, die mit Emotionen beladene Menschen, Gegenstände oder Konzepte aus der Vergangenheit repräsentieren.
9. Ältere Menschen mit kognitiven Beeinträchtigungen leben auf verschiedenen Bewusstseinsebenen, oftmals zur gleichen Zeit.
10. Wenn die fünf Sinne schwinden, stimulieren sich desorientierte ältere Menschen selbst und benutzen ihre „inneren Sinne“. Sie sehen mit ihrem inneren Auge und hören Klänge aus der Vergangenheit.
11. Ereignisse, Emotionen, Farben, Klänge, Gerüche, Geschmacksrichtungen und Bilder im Hier und Jetzt wecken Emotionen, die dann ähnliche Emotionen aus der Vergangenheit auslösen. Ältere Menschen mit kognitiven Beeinträchtigungen reagieren in der Gegenwart so, wie sie es in der Vergangenheit taten.

II. Die vier Phasen im Stadium der Aufarbeitung

Das letzte Stadium älterer Menschen mit kognitiven Beeinträchtigungen ist das des Aufarbeitens oder Rückzugs. Diese Menschen haben nie das erreicht, was Erikson Integrität nennt. Ich habe eine Einteilung in vier verschiedene Phasen vorgenommen; bestimmt werden die einzelnen Phasen aufgrund physischer und psychischer Charakteristika. Jede Phase entspricht einem weiteren Rückzug aus der Realität, einer langsamen physischen Regression. Fixieren Sie sich nicht zu sehr auf diese Kategorien, manche Personen bewegen sich innerhalb fünf Minuten von einer Phase zur nächsten, im Allgemeinen befinden sie sich aber die meiste Zeit in ein und derselben. Ein Mann kann durchaus um 8 Uhr früh orientiert sein, und um 3 Uhr Nachmittag will er auf einmal nach Hause, um seine Pferde zu füttern und die Kühe zu melken.

Phase I: gute Kommunikation, überwiegend orientiert. Verleugnen, konfabulieren, energisch und ängstlich an dem festhalten, was sie noch nicht verloren haben.

Phase II: Kommunikation, Leben überwiegend in der persönlichen Realität. Verbaler Ausdruck von Bedürfnissen und Gefühlen mit wenigen Filtern

Phase III: noch kommunizierend, überwiegendes Internalisieren von Bedürfnissen und Gefühlen. Ausdruck von Bedürfnissen und Gefühlen durch Bewegung und Laute.

Phase IV: kaum wahrnehmbare Kommunikation, zurückgezogen Verinnerlichung ihrer Bedürfnisse und Gefühle.

Um alte Menschen in diesen vier Phasen zu verstehen, müssen wir ihre Symbole verstehen.

Symbole – Fahrkarten in die Vergangenheit

Ein Symbol ist ein Gegenstand oder eine Person der Gegenwart, die einen wichtigen Gegenstand oder eine wichtige Person der Vergangenheit repräsentiert (Freud 1983). Ein weiches Spielzeug kann etwa die Umarmung der Mutter symbolisieren, eine Zigarette, ihre Brust. Wir benützen alle Symbole: in der Kunst, in der Poesie, in unseren Träumen. Funktioniert unser Erkenntnisvermögen, können wir zwei Dinge oder Personen miteinander verbinden, sie miteinander vergleichen, ohne ihre Identität zu vergessen; wir können in Metaphern denken. Wenn ein Dichter schreibt: „Meine Hand ist mein Baby", ist das eine poetische Methode, zwei Dinge miteinander in Beziehung zu setzen. Der Dichter weiß, dass die Hand so weich wie ein Baby ist.

Auch ältere Menschen mit kognitiver Beeinträchtigung verwenden Symbole, sie gebrauchen Objekte und Personen der Gegenwart, um frühere Empfindungen auszulösen. Eine Frau in Phase I, die an unterdrückten Wutgefühlen ihrer Mutter gegenüber leidet, beschuldigt ihre sie betreuende Tochter: „Du vernachlässigst deine Kinder: Eine wahre Mutter überlässt ihre Kinder nicht dem Babysitter." Diese alte Frau denkt an ihre eigene Mutter. Sie hat ihre Tochter symbolisch zu ihrer Mutter gemacht, um ihre alte Wut ausdrücken zu können. Sie hat, wie viele desorientierte Menschen, die kognitive Fähigkeit eingebüßt, Dinge oder Personen auseinanderzuhalten, sie kann nicht mehr zwischen Symbol und Realität unterscheiden. Die Symbole beziehen sich auf Dinge oder Personen, die in der Vergangenheit real existierten. Die Hand, die sich so weich wie ein Baby anfühlt, wird zum Baby. Die pflegende Tochter wird zur Mutter der alten Frau. In beiden Fällen beziehen sich die Symbole auf reale Menschen oder Gegenstände aus der Vergangenheit, die einmal existiert haben.

Ein Symbol kann auch für ein abstraktes Konzept wie Liebe, Identität, Unversehrtheit, Sicherheit, Tod usw. stehen. Eine Frau, die sich in Phase III befindet, hortet Schuhschachteln in ihrem Nachttisch. Wir fragen vorsichtig nach und erfahren, dass sie Särge und den Tod ihrer Verwandten symbolisieren. Eine andere Frau stopft alles, was sie finden kann, in ihre Handtasche: Servietten, Seife, Stifte, Löffel. Wenn sie ihre Handtasche mit nützlichen Dingen füllt, hält sie sich damit quasi selbst zusammen und scheint zu sagen „Schaut! Hier bin ich!" Ihre Tasche wird zu ihrer Identität.

Symbole von psychotischen Erwachsenen scheinen denen von alten desorientierten Menschen zu ähneln. Oft diagnostiziert man bei Personen in Phase I paranoide Halluzinationen oder Wahnvorstellungen.

Es ist die innere Angst, die eine psychotische Person Phantasiesymbole produzieren lässt; ihre Halluzinationen oder Wahnvorstellungen sind pathologische Wahrnehmungen der Realität, und diese Person braucht Hilfe. Ihre Symbole stehen weder in Zusammenhang mit dem Verlust der intellektuellen Fähigkeiten noch kann sie sich im letzten Lebensstadium selbst heilen. Symbole helfen verwirrten, sehr alten Menschen, sich selbst zu heilen.

Wenn die Außenwelt durch schwindendes Seh-, Hör- und Tastvermögen trüb wird, ist es leicht – und in diesem Endstadium auch natürlich –, Gegenstände und Personen der Gegenwart durch solche der Vergangenheit zu ersetzen. So benutzen Personen in Phase I oft Autoritätspersonen der Gegenwart (VerwalterIn, BuschauffeurIn, Stationspflegekraft etc.), um ihre verdrängte Wut auf ihre Eltern auszudrücken: „Der Verwalter hört mir nie zu, er ist nie da, seine Tür ist immer abgesperrt. Wenn ich mit ihm sprechen möchte, hat er immer zu tun. Für alle anderen hat er aber Zeit." Der Verwalter steht symbolisch für den Vater. Die Welt der desorientierten Menschen verfügt über ein ganzes Lagerhaus an Symbolen (Jacobi 1971). Eine alte Frau in Phase II faltet, streichelt, summt und küsst vorsichtig und pedantisch jede Falte einer Serviette. Sie schafft sich selbst einen Platz. Sie hat ihren Platz auf dieser Welt, sie gehört dazu, sie ist glücklich. Ihre Welt ist in Ordnung. Mit Hilfe ihrer Serviette kann sie ihr Bedürfnis nach Wärme, nach Sicherheit, danach, geliebt und umhüllt zu werden, ausdrücken.

In meiner mehr als 50-jährigen Arbeit mit älteren Erwachsenen mit kognitiven Beeinträchtigungen auf der ganzen Welt habe ich folgenden typischen Gebrauch von Übergangsobjekten, Übertragungsobjekten, Ersatzobjekten und Symbolen entdeckt, für die ich mögliche Bedeutungen anführe, mit dem Hinweis, dass natürlich die Kenntnis der persönlichen Lebensgeschichte und -umstände unabdingbar ist zur Entschlüsselung.

Universelle Symbole und ihre möglichen Bedeutungen

Einige typische persönliche Symbole desorientierter Menschen und ihre möglichen Bedeutungen:

Eine Hand	Ein Baby
Ein Finger	Vater / Mutter, Fuß zum Gehen, Kinder, die geführt werden

Ein Tuch	Wichtige Papiere, Backteig, Kinder, Kleider
Stange des Rollstuhls	Eine Straße
Offener Raum	Der Flur vom Zuhause, Himmel, Hoffnung
Knopf, Kieselstein	Nahrung, Liebe
Schnalzendes Geräusch	Sicherheit, Genuss
Wiegende Bewegung	Mutter, Mutterschaft, Sicherheit, Genuss
Flüssigkeit	Männliche Kraft
Ein mächtiger Sessel	Penis, Mann, Ehemann, Sex
Messer, Gabel	Wut
Griff	Penis
Tiefe Stimme	Männliche Person
Löffel oder gebogener Gegenstand	Frau, weibliches Geschlecht
Socken, Schuh	Kind, ein Kind anziehen, Sexualorgan
Ein anzuziehendes Kleidungsstück	Geschlechtsakt, Freiheit, Herausforderung
Die Pflegeabteilung	Nachbarschaft
Der Gang	Eine Straße in der Nachbarschaft
Rollstuhl	Auto, Fahrrad, Fahrzeug

Diese Symbole werden ohne Unterschied von Rasse, Religion, Kultur oder Geschlecht verwendet. Ich habe die gleichen Symbole in Australien, Europa, China, Japan und den USA vorgefunden.

Phase I: Personen kommunizieren gut und sind überwiegend orientiert

Sie verleugnen, konfabulieren und klammern sich energisch und ängstlich an das, was sie noch nicht verloren haben.

Personen in Phase I halten an den gesellschaftlich vorgeschriebenen Rollen fest – mit einer Ausnahme: Sie haben das Bedürfnis, alte Konflikte in verkleideter Form zu äußern, indem sie Personen der Gegenwart als „Symbole" für Personen der Vergangenheit verwenden (Jacobi 1971). Bei einer alten Frau z. B., die ihre Mitbewohnerin beschuldigte, ihre Unterwäsche zu stehlen, stand die Mitbewohnerin für ihre Schwester, auf die sie sehr eifersüchtig war. Eine andere Frau, die niemals ihre sexuellen Wünsche geäußert hatte, behauptete, unter ihrem Bett verstecke sich ein Mann.

Gefühle werden geleugnet, sehr wichtig sind Sprache, Verstand und rationales Denken. Personen in Phase I schätzen ein klares Urteil und Kontrolle, Berührungen und Blickkontakt weisen sie oft zurück. Sie kennen die Uhrzeit, denken Dinge zu Ende, stellen Dinge an ihren Platz und halten Ordnung. Wenn man sie bei einer Gedächtnislücke, beim Wiederholen eines Kommentars, einer Geschichte oder beim Verwechseln von Personen erwischt, sind sie beschämt. Sie konfabulieren, leugnen Erinnerungslücken, die sie hinter erfundenen Geschichten verstecken. In einem Heim oder allein zu Hause fühlen sie sich alt und überflüssig, fassen dies als Strafe für früheres Verhalten auf und sagen: „Jemand vergiftet mein Essen." – Essen ist ein Symbol für Liebe. Verbittert, ungeliebt und allein, behaupten sie: „Jemand stiehlt meine Sachen." Jetzt, im hohen Alter, fühlen sie sich bestohlen, in der Kindheit fühlten sie sich von den Geschwistern, den Eltern ihrer Würde beraubt.

Um sich zu rechtfertigen oder ihre starken Emotionen zu leugnen, beschuldigen sie die anderen. Stirbt der Ehepartner oder die Ehepartnerin, fühlen sie weder Kummer noch Schuld, sondern beschuldigen die Ärzte und Ärztinnen. Über ihre Pensionierung sind sie empört, statt aber ihre Wut darüber auszudrücken, bezichtigen sie den Chef, alte Menschen zu benachteiligen. Wenn ihnen im Alter die Haare ausgehen, ist der Friseur daran schuld. Um die Kontrolle im Kampf gegen den Kontrollverlust aufrechtzuerhalten, hamstern sie. In der Angst vor weiteren Verlusten horten sie alles, was sie bekommen können – Orangen, Sicherheitsnadeln, Taschentücher, Tassen, Säckchen mit Zucker, Salz, Zeitungen, Bänder – um sich gegen künftige Verluste zu schützen. Niemand kann sie davon abbringen, niemand kann sie gegen ihren Willen von etwas überzeugen. Sie projizieren ihre tiefliegenden Ängste auf andere, um ihr Gleichgewicht aufrechtzuerhalten. Sie müssen sich selbst verteidigen, sie brauchen ihre Verhüllungen. Nehmen Sie ihnen nicht ihren Schutzschild, ihre Würde weg – sie benötigen sie für das Überleben. Nur damit können sie ihre Gefühle ausdrücken, ohne sich dem grellen Licht der Realität auszusetzen. Sie brauchen eine vertrauensvolle Beziehung zu einer fürsorglichen, respektvollen Autorität, die ihnen nicht widerspricht, die sie versteht und nicht beurteilt. Sie brauchen Validation.

Körperliche Charakteristika in Phase I

- Blickt klar und zielgerichtet
- Oft steife Haltung
- Bewegungen im Raum (auch im Rollstuhl oder mit Rollator) stabil, präzise und gezielt
- Gesichts- und Körpermuskeln angespannt
- Kiefer steht oft vor
- Finger und Hände oft im Zeigegestus; Arme oft verschränkt
- Straff gespannte Lippen
- Möglicherweise flacher Atem
- Klang der Stimme klar, oft scharf, weinerlich oder schrill (Bandler u. a. 1976)
- Oft Griff nach Mantel, Stock oder Tasche
- Kognitives Vermögen ziemlich intakt, Fähigkeit des Kategorisierens, Vorstellung von der Uhrzeit vorhanden
- Können lesen, schreiben, rechnen; Benützung korrekter Worte
- Relativ geringe Beeinträchtigung von Sehvermögen, Gehör, Tastsinn, Mobilität

Psychologische Charakteristika in Phase I

- Haben ein unbewusstes Bedürfnis, aufgestaute Gefühle auszudrücken, sind zu einem unmittelbaren Gefühlsausdruck aber nicht in der Lage
- Leugnen Gefühle, selbst wenn diese überborden
- Projizieren ihre Gefühle auf Menschen und Gegenstände
- Klammern sich an die Realität
- Möchten verstehen und verstanden werden
- Können nach Regeln spielen
- Sind sich gelegentlicher Verwirrung bewusst
- Leugnen Verwirrung durch Konfabulieren (denken sich Geschichten aus, um Gedächtnislücken zu füllen)
- Hören, sehen, sprechen und bewegen sich ziemlich gut; hören zu
- Widersetzen sich Veränderungen
- Beschuldigen andere, wenn die Verluste zu groß werden
- Können keine Einsicht in die dem Verhalten zugrunde liegenden Ursachen aufbringen
- Möchten von einer Autorität validiert werden: von Personal, FreundInnen, Angehörigen, Ärzten und Ärztinnen etc.

- Reagieren wütend auf andere, die sich nicht unter Kontrolle haben können oder wollen
- Weisen Berührungen und Intimität ab; möchten ihre Verletzlichkeit nicht zeigen
- Halten eine persönliche Sphäre, einen unsichtbaren Kreis ein, von dem jeder Mensch umgeben ist; fühlen sich durch diese Sphäre von etwa 50 cm sicher, die nicht verletzt werden sollte

Phase II: Personen kommunizieren noch und leben überwiegend in ihrer persönlichen Realität

Sie drücken ihre Bedürfnisse und Gefühle verbal mit wenigen Filtern aus.

Ein zu hohes Maß an körperlichen und sozialen Verlusten bringt das Fass zum Überlaufen. Das zunehmende Schwinden des Seh-, Hör- und Bewegungsvermögens, des Tast-, Geschmacks- und Geruchssinns sowie der kognitiven Fähigkeiten erleichtern den Rückzug. Menschen in Phase II leugnen die Verluste nicht mehr, klammern sich nicht mehr an die Realität; Sie können keine zeitlichen Einheiten mehr unterscheiden; sie teilen die Zeit nicht in Sekunden, Minuten, Stunden, Tage, Monate, Jahre. Sie leben nach ihrer inneren (Lebens-)Zeit. Statt sich um Minuten zu kümmern, gehen sie ihren Erinnerungen nach. Sie verlieren die Gegenwart aus den Augen und spüren ihrer Lebenszeit nach. Ein Gefühl löst ein anderes aus: Ein Ding oder eine Person der Gegenwart ist das Symbol – die Fahrkarte in die Vergangenheit. Eine vertraute Bewegung dient als Fahrzeug, lebendige Bilder liefern die PS. Trübe Sicht, schlechtes Gehör und ein beeinträchtigtes Kurzzeitgedächtnis sind die Ursachen für diese Reise. Das Gefühl der Nutzlosigkeit und Einsamkeit treibt sie in die Vergangenheit. Das Gefühl der Sinnlosigkeit ist ein hoher Preis für die Erkenntnis der gegenwärtigen Realität.

Hirnschädigungen beeinträchtigen die Kontrollzentren; Menschen verlieren die Selbstkontrolle, das Kommunikationsvermögen, die Fähigkeit zu sozialem Verhalten; sie halten sich nicht mehr an Bekleidungsregeln oder soziale Konventionen. Es fehlt ihnen an Anregung durch andere, weil sie oft ignoriert werden oder isoliert sind. So werden sie körperlich und gefühlsmäßig inkontinent.

Menschen, die in ihrer persönlichen Realität leben, kehren zu grundlegenden, universellen Gefühlen zurück: Liebe, Hass, Trauer, Angst vor Trennung, Streben nach Identität. Diese Emotionen äußern alle sehr alten, desorientierten Menschen in Pflegeheimen auf der ganzen Welt. Universelle Gefühle sind der Kern von Märchen, klassischen Werken,

Sagen und Mythen (von Franz/Hillmann 1975). Die VA können die ohnmächtige Wut der Dornröschen nachempfinden, die durch eine Beruhigungsspritze betäubt oder durch Zwang ruhig gestellt wurden; sie verstehen ihre Trennungsängste, ihre Schreie nach Identität und ihre Hilferufe angesichts eines unbekannten Gesichtes. Sie anerkennen die universelle Angst vor Dunkelheit und Tod, den Wunsch nach Dazugehören, nach Bedeutung, nach Liebe und tun die Schreie der alten Menschen nicht mit einem „die wollen nur Aufmerksamkeit“ ab.

Eine Person in Phase I wechselt in Phase II nach einer Lawine von Verlusten. Mit Validation hätte sie sich nicht zurückgezogen, sie hätte kommuniziert, trotz der zunehmenden Verluste Emotionen geäußert und die Verluste überwunden. Ein Beispiel: Ein überwiegend orientierter Mann musste ins Pflegeheim eingeliefert werden, als sein Sohn das beschuldigende, anklagende Verhalten des Vaters nicht mehr ertrug. Die Übersiedlung bewirkte einen plötzlichen Rückzug in Phase II. Mit Hilfe von Validation hätte der alte Mann seine Ängste im Rahmen seiner größtenteils orientierten Bedingungen äußern können. Er hätte nicht in ein Heim gebracht werden und sich in seine persönliche Realität zurückziehen müssen, er hätte trotz seiner Beschuldigungen, die durch Validation abgenommen hätten, in seiner Wohnung bleiben können.

Körperliche Charakteristika in Phase II

- Entspannte Muskeln, graziöse Bewegungen
- Klarer Blick, aber oft zielloses Starren in die Ferne
- Langsames, hechelndes Atmen
- Langsame, indirekte Bewegungen im Raum, häufig als ob sie fragen wollten: wohin?
- Langsames Sprechen
- Gesten entsprechen den Gefühlen, häufig fragend
- Stimme flach, tief, selten weinerlich oder schrill
- Schultern oft nach vorne gebeugt, eingezogener Hals, Schlurfen beim Gehen

Psychologische Charakteristika in Phase II

- Realität verschwimmt durch zunehmende Verschlechterung des rationalen Denkens, des Seh- und Hörvermögens
- Drücken Gefühle aus, erinnern sich aber nicht an Fakten

- Kein metaphorisches Denken mehr, Dinge und Menschen werden nicht in anerkannte Kategorien eingeteilt, keine Vergleiche mehr
- Haben durch Lebenserfahrung Weisheit erworben, kehren zu intuitivem Wissen zurück (von Franz / Hillmann 1975)
- Wissen, wer ehrlich ist und wer sich verstellt
- Erinnern sich an angenehme sinnliche Gefühle in der Kindheit
- Hören Menschen in der Gegenwart nicht zu
- Vergessen jüngste Ereignisse, erinnern sich ausgezeichnet an vergangene Ereignisse mit hohem emotionalen Inhalt
- Richten ihre Energie auf die Verarbeitung ungelöster Konflikte, auf das Aktivieren von Gefühlen der Nützlichkeit und des Angenehmen
- Benützen eigene Wortschöpfungen aus weit zurückliegenden Erinnerungen, sind poetisch und kreativ (Siehe die „Symofile"-Geschichte auf S. 41)
- Können sich bei Spielen nicht an Regeln halten
- Zeitangabe aufgrund persönlicher Gefühle, nicht nach der Uhrzeit. Beispiel: Eine Person ist hungrig nach Liebe. Liebe = Nahrung. Sie bittet gleich nach dem Essen um Nahrung
- Verwenden persönliche Fürwörter ohne spezifische Angaben. „Er" kann Gott, Vater, Teufel, Selbstidentität, die Welt, Autorität, Männlichkeit etc. bedeuten
- Zunehmende Verwendung von Symbolen, um Dinge und Personen der Vergangenheit wiederzubeleben. Denken mehr in eidetischen Bildern als in Worten
- Reagieren auf fürsorgliche Berührungen und Blickkontakt mit Stressverminderung
- Singen gern und gut, können Lieder manchmal nicht anstimmen
- Können oft noch lesen, aber nicht mehr schreiben
- Beschränkte Konzentrationsfähigkeit
- Hören deutliche Klänge aus der Vergangenheit, besonders bei Taubheit
- Verlieren soziale Kontrolle, fordern häufig sofortige Befriedigung ihrer Triebe wie Sex, Liebe und Nahrung

Phase III: Personen kommunizieren noch, überwiegendes Internalisieren von Bedürfnissen und Gefühlen

Sie drücken Bedürfnisse und Gefühle mit Bewegung und Lauten aus.

Menschen, die in der II. Phase ihre Gefühle nicht verarbeiten können, indem sie diese jemandem mitteilen, der sie validiert, ziehen sich häufig in vorsprachliche Bewegungen und Klänge zurück, um unbewältigte Konflikte der Vergangenheit zu lösen. Sie ziehen sich nach Innen zur Phase III zurück. Körperteile werden zu Symbolen, Bewegungen ersetzen Worte. Jemand, der sich gefesselt fühlt, zieht sich an und aus, um sich freier zu fühlen. Eine Person mit emotionalem Hunger isst Kreide, um ihr Bedürfnis nach Liebe zu stillen. Ist sie wütend, stampft sie so lange, bis ihre Wut nachlässt.

Jeder Mensch ist geprägt von den Vorstellungen, die seine Eltern von schlechtem Benehmen hatten. Im hohen Alter ist er weise genug, diese Gefühle auszudrücken, um seine Konflikte zu lösen. Scham, Schuldgefühle, sexuelle Wünsche oder Wut waren ein Leben lang unterdrückt, versteckt, streng unter Kontrolle. Jahrzehnte später, im hohen Alter, kommen sie ans Tageslicht. Ein Mann in Phase III lässt seine Hosen fallen: zum ersten Mal im Leben will er seine Männlichkeit beweisen. Oder endlich die Wut über die Eltern ausdrücken, die seine sexuellen Regungen als Jugendlicher bestraft haben.

Lebenslang eingesperrte Gefühle brechen nun heraus, der Stöpsel ist weg. Wut über starre Regeln, Scham, weil man während der Reinlichkeitsdressur „in die Hose gemacht hat“, Schuldgefühle, dass man sich nicht im richtigen Moment am richtigen Ort richtig verhalten hat, treten nun – am Ende des Lebens – in heftigen Bewegungen hervor.

In Phase III wird die Sprache unverständlich; sie dient dem sinnlichen Vergnügen, das durch Zunge, Zähne und Lippen erzeugte Klänge bereiten (Feil/Flynn 1983). „Wenn die logische, sekundär erlernte Sprache schwindet, kehrt der Mensch zu ‚frühen Sprachformen‘ zurück“ (vgl. die Filme „The More We Get Together“ und „Mrs. Ward“ von Ed Feil).

Allein gelassen, isoliert, nach der Mutter verlangend, bringt er sie durch eingeprägte Laute der frühen Kindheit zurück: „Ma ma ma ma“ – die Bewegung der schmatzenden Lippen wird zur Mutter. Die Person ist nicht mehr allein, mit den Bewegungen des Säuglings, der sprechen lernt, hat sie ihre Mutter wieder zu sich geholt.

Manche Menschen transportieren sich mit Körperbewegungen in die Vergangenheit. Eine alte Frau wiegt sich, weil das die Erinnerung an das Gewiegtwerden durch die Mutter auslöst. Die Pflegerin, die die alte Frau sanft berührt, erinnert an die Mutter. Die Berührung wird zur mütterlichen Berührung, Angst verringert sich und Sicherheit kehrt zurück. Durch eine einzige Berührung reist die Frau achtzig Jahre zurück. Für eine Frau in Phase III symbolisiert eine Socke ihren Sohn, dem sie immer seine Socken wusch. In ihrer Phantasie geht sie nach Hause, die Socke erinnert sie an ihren Sohn und wird zu ihrem Sohn.

Mit lebendigen Bildern wird ein Heim in einen produktiven Arbeitsplatz verwandelt und eine Reise in die Vergangenheit angetreten (Bry 1979). Ein Sessel, der sich stark anfühlt wie ein Vater, wird zum Vater; die Hand einer alten Frau wird ihr Baby. Personen, die wie Freunde und Freundinnen, Verwandte oder KollegInnen der Vergangenheit aussehen oder klingen, werden zu diesen, unabhängig von Alter oder Geschlecht. Der Verlust des Körperbewusstseins im Raum und die lebendigen Bilder lassen Menschen im Rollstuhl „gehen“ oder „tanzen“, ohne dass sie ihre Füße bewegen. Mit sorgfältigen, vertrauten Gesten vollführen sie Pantomimen, ersetzen fehlende Dinge oder Personen durch ihr lebendiges Gedächtnis. Auf der ganzen Welt verwenden alte, desorientierte Menschen Symbole und Bewegungen für die Reise in die Vergangenheit: In Casper, Wyoming, bohrt ein Mann mit seinen Fingern nach Öl; im nördlichen Minnesota fällen sie Bäume; in ländlichen Gebieten werden imaginäre Kühe gemolken; geschickt bewegen sich Finger und Hände, um Erinnerungen wachzurufen. Im hohen Alter verrichten sie die gleiche Arbeit, die sie ihr ganzes Leben getan haben, jetzt tun sie es, um die freudlose Gegenwart zu ertragen.

Das Bewusstsein der schmerzlichen Realität bewirkt einen weiteren Rückzug in die Vergangenheit. Medikamente und Zwangsmittel verstärken oft diesen Rückzug. Validation durch Bestätigung und Teilnahme an Gefühlen in einer fürsorglichen Beziehung kann ein weiteres Abgleiten aus Phase II in Phase III verhindern. Der Stress wird ebenso reduziert wie das Bedürfnis, in die Vergangenheit zurückzukehren.

Körperliche Charakteristika in Phase III

- Bewegen sich rhythmisch hin und her oder tanzen
- Singen, können aber keine Sätze bilden
- Summende, schnalzende oder stöhnende Geräusche
- Entspannte Muskeln, bewegen sich graziös, sind sich ihrer Bewegungen aber nicht bewusst
- Sind inkontinent
- Augen sind häufig geschlossen oder nicht zielgerichtet
- Weinen häufig
- Finger und Hände trommeln, schlagen, knöpfen auf und zu
- Gehen auf und ab
- Wiederholen einen Klang und / oder eine Bewegung immer wieder
- Gleichmäßiges, rhythmisches, ruhiges Atmen
- Tiefe, melodische Stimme

- Kennen Augenblicke außergewöhnlicher Stärke, wenn sie Bedürfnis nach Liebe äußern oder wütend sind
- Sind mit beiden Händen gleich geschickt, wenn sie sich von Zwängen befreien
- Können weder schreiben noch lesen
- Können Kinderlieder von Anfang bis zum Ende singen

Psychologische Charakteristika in Phase III

- Mangels Praxis schwindet das Bedürfnis zu sprechen
- Permanente Bewegungen halten die Person am Leben, schaffen Vergnügen, kontrollieren die Angst, mildern Langeweile und sichern die Existenz
- Denkvermögen ist verschwunden
- Sich wiederholende Klänge stimulieren, beruhigen und helfen, Gefühle zu verarbeiten
- Wenn motiviert, können gefestigte soziale Rollen wiederhergestellt werden
- Zunehmender Verlust des Selbstbewusstseins und des Körperbewusstseins im Raum
- Wenn nicht motiviert, verschließen sie sich vor äußeren Stimuli
- Haben Energie zum Tanzen und Singen, viel weniger aber zum Denken und Sprechen
- Kurze Konzentrationsspanne, können sich nicht auf mehr als ein Ding oder eine Person gleichzeitig konzentrieren
- Antworten nicht, außer bei Stimulation durch Körpernähe, zusammen mit fürsorglicher Berührung, Stimme und Blickkontakt
- Ziehen sich in Isolation und Eigenstimulanz zurück
- Besitzen Weisheit, um ungelöste Konflikte durch Bewegungen zu klären
- Erinnern sich an frühere Erfahrungen
- Können Sprache und rationales Denken in beschränktem Maße wiederherstellen; kommunizieren mit anderen nur in einer liebevollen, validierenden, ehrlichen Beziehung
- Können nicht nach Regeln spielen, sind ungeduldig, möchten sofortige Befriedigung ihrer Bedürfnisse

Phase IV: Die Menschen nutzen kaum wahrnehmbare Kommunikation und sind sehr zurückgezogen.

Ihre Bedürfnisse und Gefühle sind verinnerlicht.

In dieser Phase verschließt sich der alte Mensch völlig vor der Außenwelt und gibt das Streben, sein Leben zu verarbeiten, auf. Der eigene Antrieb ist minimal, gerade genug, um zu überleben. Stellt man die Person still, wendet Zwangsmaßnahmen an oder konfrontiert sie mit der Realität, zieht sie sich oft zurück und verinnerlicht ihre Bedürfnisse und Gefühle.

Ich habe einige Beweise dafür gesammelt, dass Menschen in Phase IV auf Validation reagieren. Viele VAs berichten von nonverbalen Reaktionen. Nach dreimonatiger, regelmäßiger Validation öffnete eine Frau die Augen und rief den Namen ihres Sohnes.

Menschen, die kaum kommunizieren und so zurückgezogen sind, brauchen Berührung, Anerkennung und Fürsorge. Ein vollständiges Abgleiten in diese Phase kann durch die Hilfe des VA in einer früheren Phase vermieden werden. Es gibt zahlreiche Hinweise dafür, dass auch Menschen in Phase IV positiv auf Validation reagieren.

Körperliche Charakteristika in Phase IV

- Augen meist geschlossen oder ungerichteter, leerer Blick
- Schlaffe Muskeln
- Sitzen im Sessel oder liegen in embryonaler Position im Bett
- Kein Körperbewusstsein
- Kaum wahrnehmbare Bewegungen

Psychologische Charakteristika in Phase IV

- Erkennen keine nahen Angehörigen
- Zeigen kaum Gefühle
- Initiieren keinerlei Aktivitäten
- Es gibt kein Mittel, um herauszufinden, ob sie etwas verarbeiten

III. Die Anwendung individueller Validation

Drei Schritte

Schritt 1: Sammeln Sie Informationen

Wollen die AnwenderInnen Validation praktizieren, müssen sie einiges über die Personen, mit denen sie arbeiten, wissen; sie müssen ihre Vergangenheit, ihre gegenwärtige Situation und ihre Zukunftsperspektiven kennen. Mit diesen Daten verschaffen sie sich auch ein Grundwissen, das sie brauchen, um den durch Validation erzielten Fortschritt festzustellen. Die Tabelle „Lebensgeschichte und grundlegendes Verhalten“ (Anhang Nr. 5, S. 138) wird Ihnen bei der Selektion jener Informationen, die Sie für die Anwendung von Validation brauchen, helfen. Das Formular „Zusammenfassung einer individuellen Validationssitzung“ (Anhang Nr. 6. S. 139) hilft Ihnen bei der Auswertung des Fortschritts nach den Validationssitzungen. Sie sollten folgende Daten in Erfahrung bringen:

- Phase der Aufarbeitung
- Unvollendete Lebensaufgaben, unterdrückte Emotionen
- Unerfüllte grundlegende menschliche Bedürfnisse (siehe S. 19)
- Frühere Beziehungen, d. h. Familie, Freunde und Freundinnen, Autoritätspersonen, Tod von wichtigen Personen wie Kinder, PartnerIn, Geschwister
- Beruf, Hobbys, unerfüllte Ambitionen
- Bedeutung, die die Religion hatte
- Verhalten in Krisensituationen
- Verhalten gegenüber den Verlusten des hohen Alters
- Medizinische Anamnese; fragen Sie die Person direkt, lesen Sie die Krankengeschichte, überprüfen Sie die psychiatrische Anamnese nach Hinweisen auf psychische Störungen in früheren Jahren.

Es gibt drei Möglichkeiten, diese Informationen zu erhalten: durch einen mündlichen Bericht, durch das Beobachten der körperlichen Charakteristika und das Befragen der Angehörigen. Da sich der Zustand sehr alter Personen im Lauf eines Tages oft dramatisch ändert, sollten die VA ihre Informationen über einen Zeitraum von mindestens zwei Wochen sammeln und den Klienten zu verschiedenen Tageszeiten sehen.

Das Vertrautsein mit der Lebensgeschichte ist für die Beziehung äußerst sinnvoll. Je mehr Sie über die Person wissen, desto leichter ist die Anwendung der Validationstechniken; sie stellen Vertrauen her, das für die alten Menschen Sicherheit bedeutet. Wenn Menschen sich sicher fühlen, gewinnen sie an Stärke: Die Interaktion nimmt zu, sie beginnen zu sprechen, teilen ihre Gedanken und Gefühle mit, das Selbstwertgefühl und die Würde steigen. Wenn die Person spricht, stellen Sie beim Aufnehmen der Geschichte Fragen nach dem „Hier und Jetzt" und dem „Dort und Damals". Formulieren Sie vorsichtig, um die Angst der Person nicht zu steigern. Überwiegend Orientierte können wesentliche Daten vergessen; fragen Sie nicht nach Zeitspannen.

„Hier-und-Jetzt"-Fragen

1. Waren Sie lange in diesem Haus (Spital, Tageszentrum)? (besser als: „Wie lange waren Sie in diesem Heim?")
2. Mögen Sie das Essen? Das Personal? Das medizinische Fachpersonal? Ihre Zimmernachbarin?
3. Gibt es für Sie hier genug zu tun?
4. Waren Sie hier schon einmal krank?
5. Gibt es viele Aktivitäten hier?
6. Wie sind die anderen Leute? Sind sie freundlich?
7. Wie kamen Sie hierher?
8. Fühlen Sie sich manchmal alleine?
9. Ist Ihr Bett bequem? Können Sie nachts schlafen?
10. Macht Ihre Nachbarin nachts Lärm, der sie stört? Was unternehmen Sie dagegen?
11. Stört es Sie, wenn Ihnen ein Name oder ein Ding nicht gleich einfällt?

Die folgenden Reaktionen sind typische Antworten und können Ihnen meistens helfen, die Phase, in dem sich die Person befindet, zu bestimmen.

VA: „Leben Sie schon lange hier?"

Orientierte 88-jährige Person: „Mehr als drei Jahre. Es dauert ein bisschen, bis man sich daran gewöhnt, aber jetzt gefällt's mir. Es ist aber anders als zu Hause ..."

Ist die Person in Phase I, wird sie sich der Gegenwart bewusst sein, aber über die gegenwärtigen Bedingungen klagen und gefühlsbezogene Fragen nicht beantworten wollen:

VA: „Leben Sie schon lange hier?"
Überwiegend orientierter Mann: „Zu lange. Jede Minute ist zu viel. Es riecht hier schlecht, abscheulich. Die haben noch nie etwas von Deodorants gehört. Aber was kann man mit diesen alten Menschen machen. Es ist eine Schande."

Wenn die Person spricht und überwiegend in ihrer persönlichen Realität lebt (Phase II), wird sie nicht auf Hier-und-Jetzt-Fragen antworten. Sie wird stattdessen über ihr früheres Zuhause, ihre Eltern und Geschwister oder ihren Beruf sprechen:

VA: „Leben Sie schon lange hier?"
85-jährige, desorientierte Frau: „Das ist mein Zuhause. Ich lebe hier. Ich sorge für meine Schwester. Meine Mutter ist draußen."

Eine Person in Phase III wird nicht mit korrekten Worten antworten, sondern aus Klängen ihre eigene Sprache mixen:

VA: „Leben Sie schon lange hier?"
92-Jährige in Phase III: „Die Kinder müssen essen, das heiße Himbeereis, wo haben sie es hingesteckt?"

„Damals-und-Dort"-Fragen

1. Waren Sie oft krank?
2. Wie kamen Sie hierher?
3. Haben Sie, bevor Sie hierher kamen, zu Hause mit der Familie gelebt?
4. Sind Sie in diesem Land geboren? Ist Ihnen die Übersiedlung schwer gefallen?
5. Wie schafften Sie das, als Ihr Mann (Ihre Frau) krank wurde, halfen Ihnen die Kinder?
6. Haben Sie Kinder, Geschwister?
7. Welchen Beruf hatte Ihr Partner oder Ihre Partnerin? Welchen Beruf hatten Sie?
8. Ist Ihr Vater hier geboren? Welchen Beruf übte er aus?
9. Arbeitete Ihre Mutter?
10. Waren Sie das älteste Kind? Das jüngste? Haben Sie auf Ihre Geschwister aufpassen müssen?

11. Waren Ihre Eltern streng?
12. Was machte Ihnen Spaß? Kochten Sie gerne? Gingen Sie gerne tanzen? Sangen Sie im Kirchenchor? Gingen Sie viel aus oder waren Sie lieber zu Hause?
13. Sind Sie in andere Länder gereist? (Stellen Sie ein paar Ländernamen zur Wahl.)
14. Haben Sie eine gute Ehe geführt? Hat Ihr Partner oder Ihre Partnerin Ihnen in schwierigen Situationen geholfen?
15. Wie überstanden Sie schwierige Zeiten?
16. Was war der schwierigste Moment in Ihrem Leben? Der schlimmste? Der beste?

Die Fragen 4, 5, 10, 11, 14, 15 und 16 beziehen sich auf Bewältigungsmechanismen (wie eine Person im ganzen Leben mit schwierigen Situationen zu Rande kam). Die Fragen 1, 6, 7, 12, 13, 14 und 16 betreffen unbewältigte Lebensaufgaben.

Oft kann die Person sich nicht mehr an den Namen eines Landes oder Liedes erinnern. Daher kann eine allgemeine Frage wie „Welches Lied möchten Sie singen?“ beunruhigend wirken. Je spezifischer die Fragestellung, desto leichter fällt die Antwort. Eine Frage, die die Antwort beinhaltet, gibt Würde, ohne zu beunruhigen, z. B.: „Mögen Sie Kirchenlieder wie ‚Großer Gott wir loben Dich‘?“, „Waren Sie in Frankreich oder in Deutschland?“. Formulieren Sie so, dass die alte Person die Antwort sozusagen „pflücken“ kann. Das zeigt, dass Sie die Person kennen und verstehen. Sie kann Ihnen vertrauen, Sie sind fürsorglich und geben der alten Person Sicherheit.

Wenn die Person sich an jüngere Verluste nicht erinnert und das Gespräch auf ihre Eltern und ihre Kindheitserfahrungen lenkt, befindet sie sich in Phase II oder III. Ein Leugnen aller Verluste entspricht Phase I. Klare, lebendige Bilder der fernen Vergangenheit mit wenig Bezug zur Gegenwart weisen auf Phase II oder III hin. Personen in Phase IV werden nicht antworten oder den Blickkontakt aufrecht erhalten.

Das Beobachten der körperlichen Charakteristika ist eine weitere effektive Methode zur Sammlung von Informationen. Physische Charakteristika spiegeln wider, auf welche Art und Weise eine Person gelebt hat. Tiefe Falten im Gesicht sagen etwas über die Bewältigungsmechanismen aus. Eine alte Frau mit tiefen Lachfalten von den Nasenflügeln bis zu den Mundwinkeln lacht oft, um ihren Ärger zu überdecken. Furchen auf einer Männerstirn weisen auf ein Leben voller Sorgen hin. Ein alter Mann mit eingezogenem Hals verteidigt sich vor der Außenwelt. Schnelle, ruckartige Bewegungen von einem Ort zum anderen spiegeln innere Panik wider: „Welchen Weg soll ich gehen? Was mache ich jetzt?" Ruhelose, langsame, traumähnliche Bewegungen und ein zielloser Blick deuten oft auf einen Rückzug in die Vergangenheit.

Beginnen Sie bei Ihrer nonverbalen Beurteilung mit dem Kopf und arbeiten Sie sich bis zu den Füßen durch. Betrachten Sie das Haar, ist es ordentlich gekämmt, kann das bedeuten:

- Die Person ist orientiert und kann Handlungen des Alltags verrichten.
- Sie kann sich einen Friseur leisten.
- Sie ist überwiegend orientiert und sehr auf ihre äußere Erscheinung bedacht.
- Sie bekommt häufig Besuch von Angehörigen und legt auf äußere Erscheinung Wert.

Ungepflegtes Haar könnte heißen:

- Die Person ist aggressiv, und niemand möchte ihr helfen.
- Sie hat wenig Kontakt zur Familie.
- Sie kann sich keinen Friseur leisten.
- Sie bringt ihr Haar andauernd durcheinander.

Gehen Sie zum Gesicht über. Beobachten Sie die Augen. Neurolinguistische Programmierer haben folgende körperliche Charakteristika identifiziert (Bandler / Grinder 1979):

Verhalten	**Bedeutung**
Augen nach oben rechts gerichtet	Die Person sieht etwas
Augen geradeaus	Die Person hört etwas
Augen nach unten	Die Person fühlt etwas
Schnelles Atmen	Die Person ist visuell
Regelmäßiges Atmen	Die Person ist auditiv
Tiefes Atmen	Die Person ist kinästhetisch
Hohe Stimme	Die Person ist visuell
Mittlere Stimmlage	Die Person ist auditiv
Tiefe Stimme	Die Person ist kinästhetisch

Von Kindheit an entwickeln wir unser bevorzugtes Sinnesorgan (siehe S. 62). Im hohen Alter vertrauen wir auf genau diesen Sinn, um uns eine Wahrnehmung von der Welt zu verschaffen. Ist dieser Sinn durch den normalen Alterungsprozess beeinträchtigt, leiden wir besonders. Verliert z. B. eine primär visuelle Frau ihr Gehör, kann sie dies ohne Einbuße ihrer Selbstachtung verkraften. Verliert sie ihre Sehkraft, so verliert sie auch ihre Hauptverbindung zur Welt, ihr Wahrnehmungsvermögen geht verloren.

Beobachten Sie, während Sie Ihre „Hier und Jetzt"- oder „Damals und Dort"-Fragen stellen, die spontanen Augenbewegungen. Haben Sie gerade nach dem schlimmsten Augenblick im Leben gefragt und die Person schaut hinauf, so können Sie annehmen, dass die Person sich die Szene vergegenwärtigt und visuell orientiert ist. In diesem Fall stellen Sie Vertrauen durch „visuelle Wörter" her. (Siehe den Abschnitt über Techniken zur speziellen Ansprache des bevorzugten Sinnesorgans.)

Beobachten Sie Unterlippe, Wangen, Kinn, Veränderungen des Hauttons, der Schultern, Arme, Hände, Finger, des Brustkastens und der Beine. Prüfen Sie die Bewegungen im Raum, auch wenn die Person einen Rollator oder Rollstuhl hat. Ziehen Sie daraus noch keine Schlüsse; zeichnen Sie Ihre Beobachtungen während des zweiwöchigen Informationssammelns einfach auf.

Schritt 2: Bestimmen Sie die Phase der Aufarbeitung

Stimmen Sie Ihre Beobachtungen der körperlichen Charakteristika und die aus der verbalen Geschichte gewonnene Information mit den in Teil II angeführten typischen körperlichen und psychologischen Merkmalen der vier Phasen ab. Vergessen Sie nicht: Menschen verändern sich im Laufe des Tages. Die Bestimmung der Phase hilft Ihnen, die richtige Validationstechnik auszuwählen.

Schritt 3: Besuchen Sie die Person regelmäßig und wenden Sie Validationstechniken an

Füllen Sie die „Zusammenfassung einer individuellen Validationssitzung" (siehe S. 139) aus. Die Zeit, die Sie mit einer Person arbeiten (Kontaktzeit), hängt von ihrer Fähigkeit zur Verbalisierung, der Dauer ihrer Konzentrationsfähigkeit sowie Ihrem eigenen Zeitbudget ab. Mit

Menschen in Phase I sollte die Kontaktzeit zwischen 5 und 15 Minuten betragen, in Phase II 2 bis 10 Minuten, in Phase III und IV zwischen 1 und 10 Minuten. Was zählt, ist die Qualität, nicht die Dauer des Kontaktes. Haben Sie mehr Zeit und die Person ist aufnahmebereit, kann es auch länger sein. Ist die Klientin in einem Pflegeheim, sollte die Interaktion mindestens dreimal wöchentlich stattfinden; ist sie in einer Einrichtung für akute Krankenpflege, öfter, etwa dreimal täglich. Der Kontakt kann seltener sein, wenn Sie mit jemandem aus einem Tagesheim arbeiten. Egal, wie selten oder häufig Sie einander treffen, wichtig ist, dass Sie ihre Verabredungen immer einhalten.

Beenden Sie das Gespräch / die Interaktion, wenn Sie eines der folgenden sichtbaren Zeichen verminderter Angst bemerken: Bei einer Person in Phase I sind es eine weniger schroffe Stimme, regelmäßiger Atem, normaler Puls, keine erweiterten Pupillen mehr, eine entspannte Unterlippe oder ein Lächeln; bei einer Person aus Phase II geht es um einen Augenblick der Intimität, die Person reagiert mit Worten, ihre Sprache und ihr Gang verbessern sich, sie kann mit anderen kommunizieren und braucht Sie nicht mehr. Bei einer Person aus Phase III ist der Punkt erreicht, wenn das sich wiederholende Verhalten abnimmt, wenn Sie einen echten Kontakt herstellen konnten, sich störendes Verhalten in Musik, Bewegungen oder andere Ausdrucksformen verwandelt, die den Bedürfnissen der Person entsprechen. In Phase IV sollten Sie nach drei Minuten abbrechen, unabhängig von der Reaktion.

Validation kann überall stattfinden. Die Reinigungskraft in einem Heim kann validieren, während sie das Zimmer aufräumt; die Pflegehelferin, wenn sie den alten Klienten zur Toilette bringt; die Pflegekraft beim Austeilen der Medikamente; der Haustechniker, wenn er die Glühbirne auswechselt; die Gärtnerin beim Grasmähen; Angehörige bei einem Besuch. Wichtig ist, dass die Privatsphäre strikt eingehalten wird und eine persönliche Beziehung in einer privaten Umgebung besteht, die auf Vertrauen basiert. Die Validationssitzung kann auch in einem großen Raum mit anderen Menschen stattfinden, es muss aber ein intimer Raum, frei von kritischen Kommentaren oder Beklemmung provozierenden Störungen geschaffen werden.

In allen Fällen müssen die ValidationsanwenderInnen:

- zentriert sein (siehe S. 63)
- die körperlichen Charakteristika beobachten (Augen, Muskeln, Kinn, Stimme, Bewegungen etc.)

- mit Energie zuhören
- nicht den „Wahrheitsgehalt“ von Fakten anzweifeln
- nicht urteilen
- sich der physischen und psychischen Privatsphäre jeder Person bewusst sein

Die folgenden Techniken zeigen Möglichkeiten auf, eine Beziehung zu beginnen. Es gibt keine Universalformel, da jeder Mensch anders ist. Alle VA müssen ihre eigene Methode finden, auf sehr alte, desorientierte Menschen einzugehen. Sind sie ehrlich, aufrichtig und fürsorglich, können sie die desorientierte, sehr alte Person nicht verletzen; sie werden verzeihen, wenn ein Fehler gemacht wird.

Techniken für Menschen in Phase I (gute Kommunikation, überwiegend orientiert)

1. Finden Sie Ihr Zentrum (siehe S. 63). Menschen in Phase I sind oft verletzend. Sie verängstigen und vertreiben Freunde und Angehörige. Die VA gesteht sich die Kränkung ein, stellt sie zurück und stimmt sich in die Welt des anderen ein. Sie können Ihre Gefühle später im Validationsteam-Treffen erörtern.
2. Verwenden Sie Fragen nach „wer, was, wo, wann, wie“ bei Ihren Erkundigungen; erforschen Sie Fakten, vermeiden Sie Gefühle. Validieren Sie Gefühle nur, wenn die Person sie ausdrückt. Fragen Sie nie „warum“, ältere Menschen mit kognitiven Beeinträchtigungen können darauf keine rationale Antwort geben.
3. Umformulieren: Wiederholen Sie die Kernaussage der Person und verwenden Sie dabei deren eigene Schlüsselworte, also jene Worte, die sie betont oder akzentuiert, indem sie ihre Stimmhöhe verändert, was auf einen emotionalen Unterton verweist. Übernehmen Sie ihren Rhythmus und spiegeln Sie dabei die Form der Unterlippe (angespannt, nach oben zu einem Lächeln gezogen, gekräuselt usw.).
4. Wenden Sie sich an ihr bevorzugtes Sinnesorgan. Visuelle Worte sind: bemerken, Bild, vorstellen, erinnern. Auditive Worte sind: hören, zuhören, laut, klingt wie, klar. Kinästhetische Worte und Sätze sind: fühlt sich an wie, spüren, ich bin in Kontakt mit, das packt mich, trifft mich, schmerzt mich.
5. Verwenden Sie Polarität, fragen Sie nach dem Extrem.

Klient: „Sie stehlen meine Unterwäsche."
VA: „Wie oft? Nehmen sie alles?"
Klient: „Es tut weh."
VA: „Wie stark ist der Schmerz? Wann ist er am stärksten?"

Klientin: „Ich hatte einen guten Ehemann."
VA: „Was haben Sie am meisten an ihm geliebt?"

6. Helfen Sie der Person sich vorzustellen, was passieren würde, wenn das Gegenteil wahr wäre.

Klient: „Sie vergiften mein Essen."
VA: „Gibt es auch Zeiten, wo das nicht vorkommt?"
Klient: „Unter meinem Bett ist ein Mann."
VA: „Ist auch manchmal niemand unter Ihrem Bett?"

7. Erinnern: Die Vergangenheit zu erkunden tut der Seele gut und regt eine angenehme Beziehung an. Menschen in Phase I können Vergangenheit und Gegenwart unterscheiden. Auch wenn sie im Alter unglücklich sind, können sie manchmal ihre Gefühle ausdrücken, indem sie über ihre Vergangenheit reden. Sie können beim langsamen Entstehen der Beziehung Vertrauen anfachen, indem Sie nie zu viele Fragen auf einmal stellen und die Grenzen des Klienten immer respektieren.

„Was geschah, nachdem Sie die Schule beendet hatten?"
„Wie haben Sie Ihren Partner oder Ihre Partnerin kennengelernt?"
„Erinnern Sie sich an die Geburt Ihrer Kinder? Wie war das?"
„Was war das Schlimmste beim Tod Ihrer Mutter?"

Helfen Sie der Person, vertraute oder bekannte Bewältigungsmechanismen zu finden: Wenn der VA verschiedene Worte der Erinnerung verwendet, kann er Erinnerungen an vergangene Situationen wachrufen, in denen der alte Mensch Fertigkeiten gebrauchte, die ihm auch heute helfen können, die gegenwärtigen Schwierigkeiten zu überwinden. Worte wie „immer" und „niemals" können Erinnerungen an Bewältigungsmechanismen hervorrufen, mit denen er früher Krisen gemeistert hat.

Heimbewohnerin: „Ich kann nachts nicht schlafen."
VA: „War das immer so? Hatten Sie das Problem schon, als Sie noch mit Ihrem Mann zusammenlebten?"

Bewohnerin: „Na ja, er hat schrecklich geschnarcht, aber er ist nicht alle zwei Minuten auf die Toilette gerannt wie die Frau, mit der ich zusammen wohnen muss."

VA: „Wie konnten Sie denn einschlafen, wenn Ihr Mann so laut geschnarcht hat?"

Bewohnerin: „Ich habe eine Einschlafkassette gefunden und sie leise auf meinem Kassettenrecorder abgespielt. Ihm hat das nichts ausgemacht. Er ist nie aufgewacht."

Menschen in Phase I ziehen sich vor intimen, vertraulichen Beziehungen zurück und fühlen sich durch Gefühle bedroht. Händeschütteln oder eine sanfte Berührung des Arms ist ihnen genug Intimität; Umarmungen schaffen oft Verlegenheit und werden als unangenehm empfunden. Gehen Sie auf die Bedürfnisse der Person nach Berührung ein, nicht auf ihre eigenen; berücksichtigen Sie ihr Bedürfnis nach Selbstschutz. Ist jedoch einmal Intimität hergestellt, fordern manche Menschen in Phase I Berührungen; folgen Sie ihrem Wunsch.

Wenn die Zeit zu gehen gekommen ist: Zeigen Sie ehrliches Interesse und geben Sie der Person zum Abschied respektvoll die Hand. Gehen Sie, wenn die Angst reduziert ist: Sie erkennen es am gleichmäßigen Atem, der gleichmäßigen Tonhöhe, den entspannten Muskeln und dem ruhigen Blick (5 bis 15 Minuten Validation). Vergegenwärtigen Sie sich, dass viele Angst haben, abgewiesen zu werden. Sagen Sie, wann Sie wiederkommen, und halten Sie sich daran. Wenn Sie mit jemandem in einer bestimmten Institution gearbeitet haben und Ihren Job wechseln, bitten Sie vor dem Weggehen ein Teammitglied, Sie zu ersetzen. Personen in Phase I gehen nicht leicht neue Beziehungen ein; geben Sie ihnen mindestens zwei Wochen Zeit zu trauern, in Erinnerungen zu schwelgen, bis sie sich mit Ihrem/r Nachfolger/in abfinden.

Beispiel für Validation mit einer Person in Phase I

Personen: Herr Frank, 96, ein neuer Heimbewohner; eine 52-jährige, in Validation ausgebildete Krankenpflegekraft

Ort: die Pflegeabteilung

Zeit: 10.30 Uhr vormittags, der aktivste Moment des Tages, an dem KlientInnen am ehesten klar denken können

Ziel: Eine Vertrauensbasis aufbauen, damit Herr Frank die Krise überwindet, die er durch den Austritt aus der Gesellschaft und den Einzug ins Heim durchmacht. Ihm bei seinen Bemühungen helfen, zurückgedrängte Wut und Kränkung auszudrücken.

Anamnese: Herr Frank hatte vor 10 Jahren einen leichten Schlaganfall. Er leidet am linken Knie an der Paget'schen Krankheit (Osteochondron). Vor kurzem wurde er an der Prostata operiert. Er sieht schlecht, sein allgemeiner Gesundheitszustand ist aber gut. Seine psychiatrische Diagnose lautet: Senile Demenz vom Typus Alzheimer mit paranoiden Wahnvorstellungen.

Soziale Umstände: Seine Nichte erzählt, dass seine Eltern sehr streng waren. Er ist geschieden, hat keine engen Freunde oder Freundinnen; sein Vater hat angeblich immer zu ihm gesagt, er sei nichts wert, in der Schule soll er nicht besonders gut gewesen sein. Er lebte recht und schlecht von seinem Gehalt als Schneider. Sein Hobby ist das Wandern. Nach einer Prostataoperation beschuldigte er den Chirurgen, ihn kastriert zu haben; er ist auf alle Autoritäten böse.

Beobachtungen der VA: Herr Frank sitzt steif, der Kiefer steht hervor, die Augen sind zusammengekniffen, Wangenmuskeln und Unterlippe sind gespannt, er atmet tief. Mit den Händen klammert er sich an den Stock, als wolle er sich schützen. Niemand darf den Stock anfassen, auch nicht, wenn er isst. Er spricht mit tiefer, scharfer, beschuldigender Stimme. Wird er angesprochen, blickt er nach unten. Wenn er sich ärgert, treten die Adern am Hals hervor. Seine Bewegungen im Raum sind schnell, krampfartig und direkt.

Einschätzung: Alle Anzeichen verweisen auf Phase I – Leugnen, Beschuldigen, gelegentliche Desorientierung. Seine wiederholten Wutanfälle gegenüber männlicher Autorität zeugen von seinem Bedürfnis, verdrängten Ärger herauszulassen. Sein Stock verkörpert Potenz. Er bevorzugt den kinästhetischen Sinn. Seine unbewältigte Lebensaufgabe ist Rebellion. Da er nie mit irgendjemandem Intimität geteilt hat, wird es schwierig sein, sein Vertrauen herzustellen. Er braucht mindestens einmal am Tag 10–15 Minuten strukturierte, konsequente Validation.

Validation: Die VA wird Herrn Frank nicht mit gefühlsbetonten Worten bedrohen. Sie spricht in respektvollem sachlichen Ton, gibt ihm die Hand und bleibt außerhalb seiner Privatsphäre. Nur für einen Moment trifft sie seinen Blick, sie stellt ihn weder mit Worten noch mit den Augen auf die Probe. Sie spricht ihn beim Familiennamen an, aus Respekt vor seinem Alter und seiner Lebenserfahrung. Sie schaut niemals zu ihm herab, sondern sitzt auf gleicher Höhe neben ihm. Sie widerspricht nie, selbst wenn seine Fakten oft „falsch“ sind.

Herr F.: „Dieser verdammte Scheinheilige, der Herr Doktor.“ *(Spuckt angeekelt auf den Boden.)*

VA: „Wer ist der Herr Doktor?“ *(Fragen Sie offene Fragen)*

Herr F.: „Dieser Dreckskerl hasst mich. Er legt Kacke in mein Zimmer, damit ich hinfalle. Schüttet überall Abfall hin. Reißt dann alle Seiten aus meinem Kalender, sodass ich nicht mehr weiß, welcher Feiertag gerade kommt.“

VA: „Er treibt Sie zum Wahnsinn?“ *(Benutzen Sie den bevorzugten Sinn, kinästhetisch)*

Herr F.: „Er tut es absichtlich.“

VA: „Sie meinen, er möchte Sie ärgern?“ *(Umformulieren)*

Herr F.: „Ja.“

VA: „Macht er das jeden Tag?“ *(Verwenden Sie Polarität)*

Herr F.: „Nicht nur am Tag, auch in der Nacht. In der Nacht ist es am schlimmsten. Er lässt mich nicht schlafen. Er hat mich mit jemandem ins Zimmer gesteckt, der schnarcht und die ganze Nacht die Wasserspülung benutzt.“

VA: *(Finden Sie Ihr Zentrum – nicht lachen)* „Können Sie auch manchmal die ganze Nacht durchschlafen?“ *(Stellen Sie sich das Gegenteil vor)*

Herr F.: „Wenn Sie Nachtdienst haben. Aber das ist nur einmal im Monat.“

VA: „War das schon immer so?“ *(Erinnern)*

Herr F.: „Als ich bei meiner Nichte lebte, konnte ich schlafen. Sie erinnern mich an sie. Sie las mir immer ein paar Minuten aus der Bibel vor. Dann konnte ich schlafen.“

VA: „Haben Sie eine Bibel?“

Die VA hat nun eine vertrauensvolle Beziehung zu Herrn Frank aufgebaut, weil sie ihn nicht mit der Realität konfrontierte, sondern in seine eintrat. Sie half ihm, eine eigene Lösung für sein Schlafproblem zu finden und seinen Ärger gegenüber Autoritäten auszudrücken. Nach sechs Wochen zehnminütiger, täglicher Einzelvalidation tritt eine Veränderung ein. Die nun ausgedrückte Wut wird geringer. Die VA muss zuhören, nicht urteilen. Herr F. wird mit konstanter Validation in Phase I bleiben und nicht in Phase II gelangen. Er wird jedoch nie mit den Beschuldigungen aufhören, sondern bis zum Lebensende mit seinen unbewältigten Aufgaben beschäftigt sein. Je besser er sich allerdings fühlt, desto weniger wird er Autoritäten beschuldigen, da er sich nicht mehr ständig als Opfer fühlen muss.

Techniken für Menschen in Phase II (Kommunikation, Leben überwiegend in der persönlichen Realität)

1. Finden Sie Ihr Zentrum. (wie oben beschrieben)
2. Verwenden Sie Fragen nach „wer, was, wo, wann, wie“, fragen Sie niemals „warum“. (wie oben beschrieben)
3. Wenden Sie die Technik des Umformulierens an. (s. o.)
4. Wenden Sie sich an das bevorzugte Sinnesorgan des Klienten. (s. o.)
5. Polarität: fragen Sie nach dem Extrem. (s. o.).
6. Helfen Sie der Person, sich vorzustellen, wie es wäre, wenn das Gegenteil der Fall wäre. (s. o.)
7. Verankerte Berührungen: Bewegen Sie sich in den unsichtbaren Kreis hinein, der uns alle beschützt. KlientInnen in Phase II brauchen fürsorglichen und intensiven Körperkontakt, sie benötigen die Anregung durch jemand anderen, um schlafende Nervenzellen zu reaktivieren. Da das Seh- und Hörvermögen wesentlich beeinträchtigt ist, muss man sehr nahe an sie herantreten, um von ihnen gesehen oder gehört zu werden. Wenden Sie sich frontal an die Personen, von der Seite könnten sie erschrecken, da die Menschen in Phase II meist nicht mehr aus den Augenwinkeln sehen können (peripheres Sehen).

   Es gibt zwei Arten von Berührungen: allgemeines Berühren und verankertes Berühren. Verankertes Berühren heißt, dass man die besondere Stelle (oft das Gesicht) findet, an der die Berührung Gefühle und Erinnerungen aus vergangenen Beziehungen erweckt. So habe ich z. B. herausgefunden, dass es Gefühle und Erinnerungen an die Mutter hervorruft, wenn man einer Person die offene Hand auf die Wange legt und leichte, kreisförmige Bewegungen ausführt. Allgemeine Berührungen sind die Berührungen, die wir im täglichen Leben benutzen: eine Hand halten, eine Hand auf die Schulter legen, unsere Hand auf das Knie der Person, mit der wir reden, legen usw. Auf keinen Fall sollte eine Klientin ohne Ziel und Energie gestreichelt werden (wie ein Haustier). Die Berührung ist ein mächtiges Werkzeug, das gedanken- und gefühlvoll angewendet werden muss. Vergleichen Sie auch die detaillierteren Beschreibungen zu verankerter Berührung im Kapitel über Berührungen bei KlientInnen in Phase III.

8. Halten Sie echten, direkten, längeren Blickkontakt, berühren Sie mit den Augen. Benützen sie einen Hocker oder gehen Sie in die Kniebeuge, wenn die Person im Rollstuhl sitzt, um direkten Blickkontakt herzustellen.
9. Sprechen Sie mit klarer, tiefer, warmer, liebevoller Stimme. Scharfe Klänge können Rückzug oder Ärger hervorrufen. Hohe, schwache und sanfte Töne werden wegen des Gehörschadens nicht wahrgenommen. Setzen Sie Ihr Zwerchfell ein, lassen Sie eine fürsorgliche, klare Stimme hören. Die Stimme löst Erinnerungen an vertraute Personen aus. Halten Sie während des Sprechens Augenkontakt und berühren Sie den Klienten; um antworten zu können, braucht er die Kombination von Stimulation aus Berührung, Blickkontakt und Stimme. Sprechen Sie nicht, ohne zu berühren; sprechen Sie nicht mit dem Rücken zu ihm, das könnte Angst vor dem Unbekannten hervorrufen.
10. Beobachten Sie Emotionen. Personen in Phase II drücken ihre Gefühle frei aus, die Worte brechen aus ihnen hervor. Sie müssen jetzt mehr auf emotionaler denn auf verbaler Ebene kommunizieren. Nur aufmerksames Beobachten der körperlichen Charakteristika führt zu einer objektiven Einschätzung der Gefühle.
11. Passen Sie Ihre Verhaltensweise den Emotionen an, d.h. passen Sie Ihren Gesichtsausdruck, Ihren Körper, Atem und Stimme den Gefühlen der Klientin an. Es wird Ihnen leichter fallen, wenn Sie sich an die Momente Ihres Lebens erinnern, als Sie selbst genauso fühlten. Es gibt nur vier ungemischte menschliche Emotionen, die wir alle – mit unterschiedlicher Intensität – erfahren haben:

    Liebe / Vergnügen / Freude / Sex
    Ärger / Wut / Hass / Missvergnügen / Aggression
    Angst / Schuld / Scham / Beklemmung
    Trauer / Elend / Kummer

12. Reagieren Sie mit Gefühl auf die Emotionen der Klientin. Ein Beispiel: Eine Frau rast aus dem Zimmer mit den Worten: „Meine Mutter braucht mich." Sie schaut hinauf, weg vom VA. Mühsam und tief atmend schleppt sie sich mit gespitzter Unterlippe, eingezogenem Hals und geballten Fingern durch die Türe. VA: „Sie sind besorgt. Ist Ihre Mutter alleine?"
13. Mehrdeutigkeit. Verwenden Sie „er", „sie", „es", „sie", „etwas" oder „jemand". Wenn ein Klient nicht mehr korrekte Wörter verwendet und Sie nicht verstehen, was er sagen möchte, benutzen Sie

unbestimmte Fürworter für jene Worte, die Sie nicht verstehen. Sie müssen nicht die Bedeutung jedes Wortes verstehen.

Klient: „Flu Flu ist nicht nach Hause gekommen."
VA: „Glauben Sie, ihm ist etwas passiert?"

14. Suchen Sie einen Zusammenhang zwischen Verhalten und den Bedürfnissen. Versuchen Sie, das Bedürfnis, das ausgedrückt wird, herauszufinden, und fassen Sie es in Worte. Die am häufigsten geäußerten Bedürfnisse sind:

Sich sicher / geschützt / geliebt fühlen
Nützlich / aktiv / tätig sein
Spontane Gefühle ausdrücken können und gehört werden.

Ein ehemaliger Farmer blickt ängstlich aus dem Fenster, dann auf die Uhr. Er sagt: „Ich muss nach Hause gehen."

VA: „Müssen Sie die Kühe melken?"

So bestätigen Sie sein Bedürfnis, nützlich zu sein.

15. Verwenden Sie Musik. Bekannte, in der Kindheit erlernte und immer wieder gesungene Lieder bleiben für immer im Gedächtnis. Wenn der VA eine bekannte Melodie singt, werden KlientInnen in Phase II sofort einstimmen.

Beispiel für Validation mit einer Person in Phase II

Personen: Frau Gate, 96 Jahre; ihre 52-jährige, in Validation ausgebildete Tochter

Ort: die Wohnung der Tochter

Zeit: 2 Uhr früh

Frau G.: *(Zieht Kleider aus der Kommode.)* „Es ist nicht hier. Die Spaghetti sind durcheinander, kein Platz in diesem Grab."
Tochter: *(Berührt die Mutter am Arm, schaut ihr in die Augen und sagt mit tiefer, liebevoller Stimme:)* „Spaghetti?" *(Formulieren Sie die Schlüsselbegriffe um)*
Frau G.: „Meine Spaghetti sind durcheinander." *(Zeigt auf ihren Kopf.)* „Hol Papa, hol Papa."

Tochter: „Du meinst, dein Gehirn ist durcheinander? Du fühlst dich in deinen Spaghetti verwirrt?" *(Suchen Sie einen Zusammenhang zwischen dem Verhalten und dem Bedürfnis)*

Frau G.: „Ja, ja." *(Schaut erleichtert.)* „Papa kann meine Spaghetti in Ordnung bringen."

Tochter: „Papa hat deine Spaghetti immer in Ordnung gebracht. Du vermisst Papa sehr. Hast du ihn gerade gesucht?" *(Zeigt auf die Kommode.) (Reagieren Sie mit Gefühl auf Emotionen und suchen Sie einen Zusammenhang zwischen dem Verhalten und dem Bedürfnis)*

Frau G.: „Er ist nicht hier. Er ist nirgends. Er hat die Hose verlassen."

Tochter: „Er hat sie verlassen?" *(Mehrdeutigkeit)* „Und du warst ganz alleine?"

Frau G.: „Ganz alleine."

Tochter: *(Berührt ihren Hinterkopf mit kreisförmigen Bewegungen der Fingerkuppen.)* „Als Papa bei dir war, warst du nie allein? Jetzt fühlst du dich allein." *(Berührung; reagieren Sie mit Gefühl auf Emotionen)*

Frau G.: *(Lächelt ihrer Tochter zu.)*

Tochter: *(Singt ein Lied, das ihr Vater häufig sang.)*

Frau G.: *(Singt alleine, erinnert sich an jedes Wort.)*

Frau G. verwendet lebendige Bilder und teilt ihre Gefühle der Liebe mit der Tochter. Die echte Fürsorge der Tochter löst ein tröstliches Gefühl aus. Aus einer Minute wirklicher Zeit werden 50 Jahre Gefühlszeit.

Die Tochter redet weiter mit ihrer Mutter, während sie diese ins Bett zurückbringt. Sie belügt die Mutter nie, indem sie sagt: „Papa lebt noch"; sie drängt ihr auch nicht die Tatsache auf, dass der Vater tot ist. Ihre Mutter hat beschlossen, seinen Tod zu vergessen; sie muss ihn zum Leben erwecken, um die Einsamkeit zu ertragen. Auf der Ebene des Unbewussten weiß Frau Gate, dass ihr Mann tot ist (vgl. Film „Mrs. Ward"). Hätte die Tochter auf diese schmerzliche Tatsache hingewiesen, so hätte Frau G. sich zurückgezogen oder wäre böse geworden. Die Tochter hat den Vater als Symbol für Liebe und Sicherheit eingesetzt.

Die Tochter sollte immer, wenn ihre Mutter ihre Bedürfnisse und Gefühle äußert, 5 bis 10 Minuten Validation anwenden. Die Beziehung bleibt intakt, die Mutter verwendet korrekte Wörter und zieht sich nicht zurück.

Techniken für Personen in Phase III (noch kommunizierend, größtenteils verinnerlichte Bedürfnisse und Gefühle)

Die verbalen Techniken werden nur angewandt, wenn die Person auf verbaler Ebene kommunizieren kann.

1. Finden Sie Ihr Zentrum. (s. o.)
2. Verwenden Sie Fragen mit „wer“, „was“, „wann“, „wo“, „wie“, niemals „warum“. (s. o.)
3. Formulieren Sie um, wiederholen Sie. (s. o.)
4. Sprechen Sie das bevorzugte Sinnesorgan an. (s. o.)
5. Polarität: Fragen Sie nach dem Extrem. (s. o.)
6. Helfen Sie der Person, sich vorzustellen, was passieren würde, wenn das Gegenteil wahr wäre.
7. Verankerte Berührungen: Von Bedeutung ist, wo Sie die Person berühren. Frühe, emotional gefärbte Erinnerungen sind in den oberen Gehirnregionen für immer eingeprägt. Sie können also eine wichtige Beziehung zu Ihrem Klienten in Phase III herstellen, wenn Sie ihn so berühren, wie er als Kind von einer geliebten Person berührt wurde. In meiner 40-jährigen Praxis habe ich folgende Erfahrungen gesammelt:
   - Leichte kreisförmige Bewegungen mit der Handfläche auf der oberen Wange stimulieren Gefühle des „Von-einer-Mutter-Umhegtseins“, einen vertrauten Reflex des „Wurzeln-Habens“.
   - Eine kreisförmige Bewegung der Fingerkuppen mit mittlerem Druck auf dem Hinterkopf stimuliert Gefühle des „Vom-Vater-Umhegtseins“, als das Kleinkind vom Vater auf dem Kopf getätschelt wurde.
   - Entlang der Wange mit der Handfläche streichen, mit dem kleinen Finger unter dem Ohrläppchen, mit beiden Händen eine sanfte Streichbewegung den Kiefer entlang, stimuliert Gefühle des „Ehepartner / Geliebten“, einer sexuellen Beziehung.
   - Kleine kreisförmige Bewegungen mit gekrümmten Fingern auf dem Nacken, mit beiden Händen, stimulieren Gefühle des „Vater- oder Muttersein“, des Berührens eines Kindes.
   - Eine reibende, kräftige Bewegung mit der ganzen Hand auf der Schulter und den Schulterblättern stimuliert das Gefühl, „ein Bruder / Schwester oder guter Freund / gute Freundin“ zu sein, eine geschwisterliche Beziehung. Berührungen mit den Fingerspitzen an der Innenseite der Waden stimulieren ein Versorgen von Tieren wie Pferd oder Kuh.

8. Halten Sie echten, direkten, längeren Blickkontakt. (s. o.)
9. Sprechen Sie mit klarer, tiefer, fürsorglicher Stimme. (s. o.)
10. Beobachten Sie die Emotionen. (s. o.)
11. Passen Sie Ihr Verhalten den Gefühlen des Klienten an. (s. o.)
12. Sprechen Sie seine Emotionen mit Gefühl an. (s. o.)
13. Verwenden Sie Mehrdeutigkeit, unbestimmte Personalpronomen. (s. o.)
14. Suchen Sie einen Zusammenhang zwischen Verhalten und Bedürfnissen. In dieser Phase wird das Bedürfnis nach Liebe oft durch Falten, Wiegen, Spitzen der Lippen zu einem schnalzenden Geräusch geäußert. Das Bedürfnis, nützlich zu sein, wird durch Muskelbewegungen des früheren Jobs ausgedrückt. Das Bedürfnis, spontane Gefühle zu zeigen, wird durch Schreien, Fluchen, Klopfen oder Weinen geäußert. Schlagen Sie bitte in der Liste der Symbole von S. 66f nach, sie sind besonders wichtig, wenn Menschen ihr Verhalten nonverbal äußern.
15. Verwenden Sie Musik. Wenn Menschen nicht sprechen, kann man mit ihnen durch Singen bekannter Lieder, Gebete, durch vertraute Gedichte und Kinderreime kommunizieren.
16. Spiegeln. Ahmen Sie die Körperbewegungen, das Atmen nach. Achten Sie auf die Augen, die Position der Unterlippe, auf Hand und Fußbewegungen und auf Klänge, und zwar ohne zu beurteilen, befangen oder herablassend zu sein. Es ist kein Spiel; Menschen in dieser Phase sind keine Kinder. Ihre Aufgabe ist es, die Ursache für dieses Verhalten zu begreifen, um Ihr Verhalten mit den Bedürfnissen des Menschen nach Liebe, Identität oder Gefühlsäußerungen in Bezug zu setzen.

Kurzes Beispiel: Ein Mann sitzt im Rollstuhl, er schlägt immer wieder mit der Faust auf die andere, geöffnete Hand. Die VA nähert sich von vorne, beugt sich zu ihm auf Augenhöhe herab und beginnt mit ihrer Faust im gleichen Rhythmus und mit der gleichen Stärke in die andere Hand zu schlagen. Sie nimmt seinen Atemrhythmus an (schnell, oberflächlich oder tief), seinen Gesichts- und Augenausdruck. Nach 30 Sekunden hält der Mann inne und schaut sie an. Sie hört ebenfalls auf. Sie halten fünf Sekunden ruhigen Blickkontakt. Die VA sagt, was sie empfindet: „Sie arbeiten schwer." Der Mann antwortet: „Stimmt genau."

Speziell für KlientInnen , die durch Bewegung und Laute ihr Bedürfnis ausdrücken, nützlich zu sein, wurde von Isabelle Vardon und Dr. Everett Smith eine Validationsschürze entworfen.[2] Die Schürze ist mit mehreren Klettverschlüssen versehen, sodass die KlientInnen den ganzen Tag damit arbeiten können. Jede Schürze ist mit individuellen Accessoires ausgestattet. Eine ehemalige Serviererin wird z.B. eine Tasche mit Servietten zum Falten bekommen; ein früherer Banker eine Mappe mit Spielgeld zum Zählen; eine ehemalige Sekretärin einen Schreibblock mit Kugelschreiber. Mittlerweile gibt es viele Beispiele für solche personalisierten Aktivitätsschürzen, Matten und Decken, die im Internet verkauft werden.

Beispiel für Validation mit einer Person in Phase III

Personen: Frau Mint, 93 Jahre; eine 22-jährige, in Validation ausgebildete Altenpflegerin

Ort: Badezimmer des Pflegeheimes, Frau Mint geht ängstlich auf und ab

Zeit: 20 Uhr abends

Frau M.: *(Tränen strömen über ihre Wangen.)* „Fetzlet, Fetzlet." *(Sie schaut unter die Klomuschel, das Waschbecken, den Schrank.)*

VA: *(geht auf Frau Mints Atem, Tonhöhe, Hand- und Fußbewegungen ein.)* „Sie sind weg? Sie können sie nicht finden?" *(Beobachten Sie die Emotionen; passen Sie sich den Gefühlen der Klientin an; Spiegeln)*

Frau M.: „Alle sind weg. Ich habe es gefudet und es ist gefitzt." *(Das Weinen wird heftiger.)*

VA: *(berührt Frau M. sanft am Nacken)* „Sie vermissen es so sehr." *(Die Stimme der VA spiegelt Frau Mints Einsamkeit und Verzweiflung wider.) (verankerte Berührung, passen Sie sich den Gefühlen der Klientin an; drücken Sie Ihre Gefühle aus, Zweideutigkeit; suchen Sie einen Zusammenhang zwischen dem Verhalten und dem Bedürfnis)*

Frau M.: *(stellt Bewegungen ein und schaut die VA traurig an.)*

VA: *(hält den Blick 10 Sekunden fest, geht auf den traurigen Blick von Frau M. ein, legt sanft den Arm um Frau M. und streicht ihr über den Nacken, die Schultern, und beginnt zu singen:)* „Jesus liebt mich" *(Halten Sie echten Blickkontakt; beobachten Sie die Emotionen; passen Sie sich den Gefühlen der Klientin an; Spiegeln; verwenden Sie Musik)*

Frau M.: *(singt das ganze Lied mit. Sie weint, hört dann zu weinen auf, lächelt die VA an und streicht ihr übers Haar.)* „Was für ein nettes Mädchen!"

Frau Mint hat nie geweint, als ihr drittes Kind an Lungenentzündung starb. Ihre Tochter berichtet, die Mutter habe selten Gefühle gezeigt. Im hohen Alter heilt sich Frau M. selbst, indem sie über ihr totes Kind weint. In dieser Phase braucht sie jemanden, der ihr zuhört, wenn sie zum ersten Mal ihren Kummer äußert.

Es ist hart, jemanden weinen zu lassen, vor allem wenn das Weinen immer stärker wird. Die VA verletzt die alte Frau nicht, wenn sie sie weinen lässt. Weh tut es, wenn die Gefühle drinnen bleiben müssen. Die VA hilft Frau Mint, Frieden zu finden. Gefühle auszudrücken und validiert zu werden, wird ihr helfen. Und schließlich wird die VA zum Ersatz für Frau Mints Tochter.

Techniken für Personen in Phase IV (kaum wahrnehmbare Kommunikation, zurückgezogen)

1. Suchen Sie Ihr Zentrum. (s. o.)
2. Berühren Sie die Person. (s. o.)
3. Versuchen Sie, Blickkontakt zu bekommen, was sehr schwierig ist. Wenn Sie Blickkontakt haben, waren Sie erfolgreich. (s. o.)
4. Sprechen Sie mit aufrichtiger, fürsorglicher Stimme. (s. o.)
5. Verwenden Sie mehrdeutige Pronomen. (s. o.)
6. Stellen Sie einen Bezug zwischen Verhalten und Bedürfnissen her. (s. o.)
7. Verwenden Sie Musik. (s. o.)

Es ist wichtig, dass Sie die soziobiografische Geschichte einer Person in dieser Phase kennen, da dies der einzige Anhaltspunkt für Sie ist. Die Person zeigt keine emotionalen „Affekte“; es gibt keine äußeren Zeichen, die auf das Innenleben verweisen. Wir vertrauen jedoch darauf, dass im Inneren etwas vor sich geht. Validationsziele für eine Person, die kaum kommuniziert, sind:

- Blickkontakt
- Mienenspiel
- Irgendeine emotionelle Reaktion: Singen, Lächeln, Weinen
- Irgendeine körperliche Bewegung: der Hände, der Füße

Beispiel für Validation mit einer Person in Phase IV

Personen: Herr Simons, 88 Jahre; Physiotherapeutin, 32 Jahre

Ort: Herrn Simons Zimmer, er wird künstlich ernährt

Zeit: 10.30 Uhr vormittags

Herr Simons liegt mit geschlossenen Augen im Bett, er atmet langsam und mühsam, macht keine Bewegungen. Seine Augen flackern ab und zu. Die Therapeutin reibt sanft seine Wadenmuskeln, sie weiß, dass er auf einer Ranch gearbeitet hat. Sie singt „Home, Home on the Range“.

Herrn Simons Lider blinzeln, er öffnet die Augen aber nicht. Sie singt noch eine Minute, verlässt dann sein Zimmer. Drei Stunden später kehrt sie zurück, wiederholt das Massieren und Singen. Herr Simons öffnet die Augen. Die VA beugt sich zu ihm, um Blickkontakt zu halten, und rückt so nahe, dass Herr Simons sie beim Singen sehen kann. Jetzt berührt sie sanft seinen Hals mit der Handfläche und singt weiter. Herr Simons schließt die Augen erst, als sie aufhört. Sie geht hinaus.

Diese Einzelvalidation sollte sechs Mal am Tag eine Minute lang bis zum Lebensende stattfinden. Am besten durch ein Validationsteam.

Typische Fehler und Reaktionen

Dieser Abschnitt soll Ihnen zeigen, dass Sie einen Fehler wieder gutmachen können. Alte Menschen sind weise, sie werden Fehler verzeihen.

Fehler	Reaktion	Korrektur
Sie stufen eine Person aus Phase I in Phase II ein und beginnen mit einer Person über emotionale Angelegenheiten zu sprechen, die sich ihrer eigenen Emotionen nicht bewusst ist.	„Haben Sie nichts Besseres zu tun?“ Die Person wird Sie und das Thema beiseite schieben, vielleicht auch böse werden.	Verwenden Sie „wer“, „was“, „wo“, „wann“, „wie“. Sagen Sie: „Was meinen Sie, sollte ich tun?“ Das wird Ihnen helfen, das Thema zu wechseln, und die Beziehung bleibt erhalten.
Sie berühren jemanden, der dies nicht möchte.	Die Person weicht zurück, wenn Sie sie berühren.	Sie wissen, dass die Person Angst vor Intimität haben könnte. Verwenden Sie Polarität

Fehler	Reaktion	Korrektur
		und sagen Sie: „Was stört Sie am meisten bei Menschen, die sich in Ihre Angelegenheiten einmischen?“ Oder verbalisieren Sie das Verhalten: „Sie sind ein unabhängiger Mensch, nicht wahr?“
Jemanden nicht berühren, der Berührung braucht.	Die Person reagiert nicht auf Ihre Fragen.	Berühren Sie sie, wie es sich für Phase II oder III empfiehlt. Oder falls Sie sie berührt haben, berühren Sie sie an einer anderen Stelle; aufgrund der schlechten Durchblutung könnte sie nichts gespürt haben.
Mit sanfter, kindlicher oder schroffer Stimme sprechen.	Keine.	Denken Sie an jemanden, den Sie gerne mögen, und Ihre Stimme wird liebevoll, erwachsen und beruhigend klingen. Prüfen Sie, ob Sie für die Person laut genug sprechen.
Sie haben sich außerhalb des Gesichtsfelds der Person begeben.	Die Person antwortet nicht oder setzt ihr Klopfen, Auf- und Abgehen, Schreien fort.	Kommen Sie näher, direkt vor die Person. Im Allgemeinen haben alte Menschen kein peripheres Sehen.
Ihre Bewegungen stimmen nicht mit Ihren Worten überein. Sie fragen eine Person, die das Gebäude	Die Person versucht weiter hinauszugehen oder schüttelt Sie ab.	Gestehen Sie sich Ihr eigenes Bedürfnis ein, sie festzuhalten, damit sie bleibt. Stecken Sie Ihre Bedürfnisse weg

Fortsetzung der Tabelle

Fehler	Reaktion	Korrektur
verlassen möchte: „Müssen Sie nach Ihrer Mutter sehen?" und packen Sie gleichzeitig fest am Arm.		und schlüpfen Sie in die des alten Menschen. Spiegeln Sie dessen Gang, fangen Sie dessen Atemrhythmus, den Ausdruck seiner Augen auf und sprechen Sie die Emotion laut aus.
Sie sehen eine Person, die ihren Ärger oder ihren Kummer ausagiert, und fragen sie: „Sie scheinen verärgert (traurig) zu sein. Sprechen wir darüber!"	Die Person ignoriert Sie.	Hören Sie auf, den Therapeuten zu spielen. Die Person möchte nicht analysiert werden; spiegeln Sie ihr Verhalten, setzen Sie mehr Ihr Gefühl ein. Fassen Sie die Gefühle von Personen, die nicht sprechen können, in einem Lied zusammen.
Sie verwenden Worte, die nicht dem vorgebrachten Sinn entsprechen. Eine alte Frau sagt: „Ein Mann macht die ganze Nacht Lärm." Sie fragen: „Wie sieht er aus?"	„Ich weiß es nicht, ich habe ihn nicht gesehen." Es ist schwieriger für die Person, auf Ihre Fragen zu antworten.	Sie fragen: „Wie laut war der Lärm? Wie hat er geklungen? War es ein Knall?"
Die Person mit Herablassung behandeln oder lügen. Eine Frau sagt: „Ich muss meine Mutter besuchen, sie ist sehr krank." Ihre Antwort: „Der Arzt ist hier, man wird ihr Medizin geben und sie wird O.K. sein."	„Nein, ich muss sie jetzt gleich sehen. Sie braucht mich."	Spiegeln Sie die Emotion und wiederholen Sie ihre Worte, wobei Sie den bevorzugten Sinn ansprechen. „Sie machen sich Sorgen um Ihre Mutter. Ist sie sehr blass?"

Fehler	Reaktion	Korrektur
Eine gut gemeinte Lüge. Eine alte Frau sagt: „Ich sehe einen Mann unter meinem Bett." Sie antworten: „Sieht er nicht toll aus?"	Rückzug; tief innen, auf der Ebene des Unbewussten, weiß die Frau, dass unter ihrem Bett kein Mann liegt und dass Sie sie herablassend behandeln.	Fragen Sie: „Wie sieht er aus?" und gehen Sie zu anderen verbalen Techniken über.
Sie wollen den Klienten analysieren oder zur Einsicht bringen. Die Person sagt: „Die in der Küche vergiftet mein Essen." Ihre Frage: „Erinnert sie Sie an Ihre Mutter?" versucht der Frau zu zeigen, dass sie die Gefühle, die sie ihrer Mutter gegenüber hat, auf die Köchin projiziert. Sie haben diese Information von der Tochter.	„Meine Mutter war eine phantastische Köchin! Sie hätten ihr Essen kosten müssen."	Wenden Sie eine andere verbale Technik an. Beispiel: „Wie schmeckt das Essen? Welche Mahlzeit ist am schlechtesten, Frühstück oder Mittagessen?"
Sie kommen nicht wieder, obwohl Sie es versprochen haben.	Die Person sagt zu einer/m anderen VA: „Man kann ihr nicht vertrauen, sie hat mir versprochen, um halb vier zu kommen, und jetzt ist sie nicht da."	Sagen Sie bei Ihrer Rückkehr: „Unpünktlichkeit ist schrecklich. Es tut mir leid, dass ich zu spät komme. Was glauben Sie, was passiert ist, dass ich zu spät bin? Ist das früher schon mal vorgekommen?"
Sie haben Angst, etwas Schreckliches aufzudecken, deshalb fragen Sie nicht und	Die Klientin wird entweder weiter weinen und überhaupt nicht auf Sie reagieren oder	Sagen Sie: „Sie haben geweint. Ist es so schlimm?" Vertrauen Sie darauf, dass alte Menschen sich

Fortsetzung der Tabelle

Fehler	Reaktion	Korrektur
verwenden keine Berührungen. Die Klientin weint, Sie trösten sie mit: „Ist schon in Ordnung. Alles wird wieder gut."	ihre Emotionen zurückhalten, um Ihnen zu gefallen.	aus Selbstschutz nicht von Ihnen in einer Wunde herumbohren lassen.
Sie haben lange Zeit mit einer desorientierten Person gearbeitet, die behauptete, die Nässe in ihrem Bett stamme von Tropfen von der Zimmerdecke. Als sie damit aufhörte, stellten Sie Ihre Besuche ein.	Ein Jahr später, nachdem ihre Tochter 3000 km weit weggezogen war, klagt die Frau wieder über die tropfende Decke. Es war ein Fehler, Ihre Besuche einzustellen. Auch wenn sie keiner Validation bedurfte, brauchte sie die Beziehung zu Ihnen. Das Fortgehen ihrer Tochter löste die Erinnerung an jene Zeit aus, als sie inkontinent wurde. Die heutige Angst, ihr Kind zu verlieren, ist die gleiche, wie die Furcht, die Kontrolle über die Schließmuskel zu verlieren. Die Umstände sind anders, die Ängste die gleichen.	Kommen Sie wieder und fangen Sie wieder mit Validation an, brechen Sie aber nicht den Kontakt ab, wenn das Tropfen aufhört.

IV. Validationsgruppen

Sieben Schritte

Voraussetzung für die Gruppenarbeit ist das Schaffen einer Atmosphäre der Geborgenheit, in der Menschen einander vertrauen lernen, um:

- ihre Gefühle auszudrücken
- miteinander verbal und nonverbal zu kommunizieren
- allgemeine Probleme zu lösen
- in sozialen Rollen zu agieren
- Kontrolle zu erlernen
- Selbstwertgefühl zu gewinnen

Dieses Prinzip ist nicht nur für Validationsgruppen von Bedeutung, es gilt für alle kleinen Gruppen (Hartford 1971).

Der/Die LeiterIn einer Validationsgruppe:

- stellt einen physisch sicheren Ort mit Privatsphäre für die Treffen bereit
- sorgt für einen psychologisch sicheren Ort, wo Menschen einander nicht verletzen können – fördert die Interaktion zwischen den Gruppenmitgliedern
- legt in einfachen, kurzen Worten und klaren Sätzen zwei Alternativen eines Problems dar
- entwickelt eine rituelle Struktur, bestehend aus Beginn, Mitte und Ende
- weist jedem Gruppenmitglied eine vertraute soziale Rolle zu, die Würde wiederherstellt und keine Angst verursacht
- wertet den Fortschritt aus
- koordiniert die Unterstützung durch das Personal und die für jedes Treffen erforderlichen Mittel

Ziele einer Validationsgruppe sind die Stimulation von:

- Energie
- sozialen Rollen
- Identität

- Interaktion
- verbalem Verhalten
- sozialer Kontrolle
- Wohlbehagen und Glück

Eine Gruppe sollte auch:

- Angst reduzieren
- Rückzug nach Innen verhindern
- die Anwendung von Beruhigungsmitteln und Zwangsmaßnahmen verringern
- die Gefahr des Burn-out bei Personal und Angehörigen vermindern

Eine Gruppe funktioniert gut mit Personen, die gerne reden, Zeit miteinander verbringen und sich gegenseitig akzeptieren. Personen in Phase II und III haben wenig Energie und Konzentrationsvermögen für Gespräche unter vier Augen. In einer Gruppe schauen Menschen einander an, sitzen nahe beieinander, berühren sich beim Tanzen und Händehalten. Energie verteilt sich im Raum. Die Gruppe beschwört Erinnerungen an Rollen in der Familie, an frühere Gruppenrollen und soziales Verhalten herauf. Die Menschen beginnen zuzuhören, und das Sprechvermögen wird besser. Sie sorgen sich um den anderen, als Vorbild dient ihnen das Pflegepersonal. Sie teilen gemeinsam Probleme und können dadurch auch Konflikte der anderen lösen. Sie gewinnen ihre Würde wieder, weil sie ihr Leben besser in den Griff bekommen. Sie validieren einander.

Personen in Phase I, die Angst vor Gefühlen haben und sich den Verlust ihres Kurzzeitgedächtnisses nicht eingestehen können, gehören nicht in eine Validationsgruppe. Der/die VA müsste eine solche Person in die Schranken weisen, da sie oft weint, klagt oder andere Gruppenmitglieder für ihre Fehler verantwortlich macht. Manche größtenteils orientierte Personen können erst nach erfolgreicher Einzelarbeit in eine Gruppe aufgenommen werden. Dann könnten Personen in Phase I von einer realitätsorientierten Gruppe profitieren, die sich nicht sofort auf Fakten der Gegenwart bezieht: z.B. eine Gruppe, die laufende Ereignisse zusammenfasst; oder ein Gremium der BewohnerInnen, das Veränderungen im Management des Heims vorschlägt; eine aufgabenorientierte Gruppe, die sich mit Backen, Kochen, Blumenstecken etc. beschäftigt; eine Remotivierungs-Gruppe oder eine Erinnerungsgruppe, die nicht auf Emotionen besteht (siehe auf S. 122ff die Beschreibung einer Remotivierungs-, Erinnerungs- und

Realitätsorientierungs-Gruppe). Eine größtenteils orientierte Person kann die VA als AssistentIn unterstützen, wird aber normalerweise nicht Gruppenmitglied werden.

Schritt 1: Kennenlernen

Schätzen Sie die Phase der Desorientierung genau so ein, wie Sie es bei individueller Validation machen würden. Beobachten Sie die körperlichen und psychologischen Charakteristika; stellen Sie Fragen zur Vergangenheit; bringen Sie viel über die Person in Erfahrung. Verwenden Sie den Fragebogen „Auswahl der Mitglieder einer Validationsgruppe“ (Anhang Nr. 8, S. 141) und das Formular „Lebensgeschichte und grundlegendes Verhalten“ (Anhang Nr. 5, S. 138). Der Erfolg einer Gruppe hängt wesentlich davon ab, wie gut Sie die einzelnen Personen kennen.

Schritt 2: Auswahl der Mitglieder

Bei der Auswahl der Mitglieder müssen Sie Folgendes von jeder Person wissen:

- Welche soziale Rolle würde zu ihr passen? Ein ehemaliger Prediger könnte vorbeten, eine Ex-Hausfrau die Gastgeberin, ein ehemaliger Sänger im Kirchenchor der Vorsänger sein.
- Welches Ziel stellen Sie sich für die Person? Zum Beispiel: weniger Weinen, besserer Gang, Blickkontakt mit anderen, größeres Sprachvermögen etc.
- In welcher Phase ist die Person meistens?
- Welches Thema oder welche unbewältigte Aufgabe wird sie interessieren? Der unbewältigte Kummer über den Tod eines Kindes, eine unglückliche Ehe oder der Verlust des Ehepartners?
- Auf welche Musik reagiert die Person? Sang sie im Kirchenchor, im Männergesangverein?
- Kann die Person gehen? Etwas Schwereres tragen? Sie müssen Einsicht in die Krankengeschichte nehmen.
- Welche Chancen hat sie für eine Beziehung mit anderen? Wo sollte sie sitzen? Eine Frau, die ihren Mann vermisst, sollte neben einem Mann sitzen, der seine Frau vermisst; eine Frau mit früh einsetzendem Alzheimer sollte neben einer fürsorglichen Person sitzen.

Verwenden Sie den Fragebogen auf S. 141 „Auswahl der Mitglieder einer V-Gruppe“. Bestimmen Sie vier bis fünf Personen in Phase II und III. Sie brauchen dazu folgende Personen:

- Eine Person mit Führungseigenschaften (Leiter einer Freiwilligengruppe, ein „Clubmensch“, ein Geschäftsmann), die verbal kommunizieren kann.
- Eine weise, mütterliche Person, die verbal kommunizieren kann.
- Drei bis vier Personen aus Phase II, die gerne sprechen. Sie können KlientInnen mit früh einsetzendem Alzheimer auswählen, deren Verhalten vorhersehbar ist und die den anderen nicht aggressiv kommen.
- Nicht mehr als zwei Personen aus Phase III. Sie sollen auf die Berührungen des VA unmittelbar reagieren. Ständige, sich wiederholende Bewegungen können das Treffen beeinträchtigen und die ganze Gruppe in Angst versetzen.
- Eine größtenteils orientierte Person, die der VA helfen kann, z. B. ein Violinspieler, und die sich durch desorientiertes Verhalten nicht bedroht fühl kann aufgenommen werden

Nehmen Sie nicht:

- Personen aus Phase III, die nicht sitzen bleiben oder ihre lauten, sich wiederholenden Bewegungen in der Gruppe nicht stoppen können
- KlientInnen mit schwerem früh einsetzenden Alzheimer, mit nicht einschätzbarem Verhalten (siehe Abschnitt über die Alzheimer-Krankheit auf S. 46f)
- Größtenteils orientierte oder orientierte Personen: Sie werden ängstlich oder böse und stören das Treffen.
- Ältere Personen mit Aphasie, die realitätsorientiert sind.
- Ältere Personen mit psychischen Problemen und nicht einschätzbarem Verhalten
- Ältere Personen mit geistigen Behinderungen oder Entwicklungsstörungen, die orientiert sind
- Chronisch kranke, alte Personen, deren Krankheit nicht altersbedingt ist.

Schritt 3: Finden Sie für jedes Mitglied eine Rolle

Rollen geben den Treffen eine Struktur und beziehen alle Teilnehmenden mit ein. Der / die Vorsitzende eröffnet und schließt das Treffen, die Gastgeberin reicht Erfrischungen, der Vorsänger gibt beim Singen den Rhythmus an etc. Rollen sollen den Mitgliedern das Gefühl geben, in der Gruppe nützlich zu sein und gebraucht zu werden; sie sollen alte Verhaltensmuster und das Selbstwertgefühl stimulieren.

Der VA bestimmt die Rollen so, dass sie dem sozialen Hintergrund der Person entsprechen. Verzichten Sie auf Rollen, die Beklemmung hervorrufen könnten. Eine Ex-Sekretärin möchte vielleicht nicht das Protokoll führen, sie hat Angst zu versagen. Wenn sie gerne singt, könnte sie die Vorsängerin sein. Es ist selbstverständlich möglich, schlecht gewählte Rollen zu korrigieren und zu ändern – Menschen können sich schließlich auch ändern. Am besten werden jene Rollen zugewiesen, für die sich die KlientInnen spontan entscheiden. Jemand, der ständig summt, wird Vorsänger. Ein alter Griesgram, der jeden anschreit, kann Vorsitzender werden, er eröffnet und schließt die Treffen und ermahnt die anderen zu Ruhe. Eine Person, die Taschentücher faltet, wird die Serviettenaufpasserin etc. Der VA beobachtet sorgfältig, ob die Rollen gut zu den Personen passen, und hilft ihnen bei der Ausgestaltung der Rolle.

Nehmen Sie keine Veränderungen vor, wenn die Person in dieser Rolle gut funktioniert. Menschen fühlen sich sicher, wenn sie bei jedem Treffen die gleiche Rolle spielen. Sicherheit schafft Würde.

Mögliche Gruppenrollen:

- BegrüßerIn oder Vorsitzende / r, eröffnet und schließt das Treffen
- VorsängerIn, Rhythmusleader, KlatscherIn, Bandleader
- VorleserIn, AufsagerIn von Gedichten
- Person, die Stühle oder Blumen arrangiert
- Sekretariatskraft
- Emotionale / r LeiterIn, eine warme, mütterliche Person, die Menschen in Phase III beisteht, wenn sie weinen oder stampfen. Der / die emotionale LeiterIn löst meist das vorgetragene Problem.
- GastgeberIn, reicht Erfrischungen

Schritt 4: Beziehen Sie das gesamte Personal mit ein

Wenn Sie eine Validationsgruppe organisieren, brauchen Sie die Unterstützung der Verwaltung und Ihrer KollegInnen. Individuelle Validation können Sie allein praktizieren, nicht aber die Arbeit mit einer Gruppe. Das Personal kann Ihnen helfen, indem es:

- die Gruppenmitglieder zu den Treffen bringt und sie wieder abholt
- einen Raum mit Privatsphäre zu einem günstigen Zeitpunkt für die regelmäßigen, wöchentlichen Treffen reserviert
- für Erfrischungen und Ausrüstung sorgt
- die Mitglieder für das Treffen zurecht macht: z. B. mit ihnen vorher auf die Toilette geht, vorher und während des Treffens keine Sedative verabreicht
- den Fortschritt jedes Mitglieds beurteilt
- neue Mitglieder vorschlägt
- Themen vorschlägt
- dafür sorgt, dass die Stimmung stabil bleibt, z. B. nicht erlaubt, dass während des Treffens Mitglieder weggeholt werden

Beispiele, wie das Personal helfen kann:

- Jemand vom Hauspersonal warnt: „Frau G. und Herr S. streiten. Stecken Sie die beiden nicht in eine Gruppe."
- Die Kosmetikerin sagt: „Der Dienstag ist für Treffen ungeeignet. Das ist der einzige Tag, an dem ich ihre Haare mache."
- Die Diätassistentin sagt: „Sie dürfen ihnen kein Eis geben. Sie leiden an Diabetes. Probieren Sie's mit Diabetikereis."
- Die leitende Pflegefachkraft sagt: „Warum nehmen Sie nicht Frau P.? Sie ist so mütterlich."
- Der Sozialarbeiter sagt: „Wir haben eine Neuaufnahme, die genau passen würde. Er ist in Phase II."
- Die Pflegehelferin sagt: „Herr Cane schlägt mich nach den Gruppentreffen nicht, wenn ich ihn bade."

Organisieren Sie Treffen mit dem Pflegepersonal. Lassen Sie Angehörige der HeimbewohnerInnen, aber auch Personen, die dort freiwillig arbeiten, an der Validation teilhaben. Manchmal werden Familienmitglieder protestieren, wenn sie ihre Angehörigen mit einer Puppe im Arm sehen. Sie müssen ihnen die Prinzipien und Ziele von Validation erklären, um verständlich zu machen, dass der Klient seine Mutter- oder Vaterrolle wiederherstellt und nicht durch seine zweite Kindheit geht.

Schritt 5: Musik, Gespräch, Bewegung, Essen

In einer Validationsgruppe gibt es Musik, Diskussion, Bewegung und Essen. Jede Aktivität nimmt unterschiedlich viel Zeit in Anspruch, je

nach Stimmung und verbaler Fähigkeit der Gruppe an dem betreffenden Tag. Obwohl jedes Treffen anders ist, gibt die gleichbleibende Reihenfolge der Aktivitäten den Teilnehmenden Geborgenheit und der VA Sicherheit, vor allem in der Aufbauphase der Gruppe. Das Ritual verschafft einen Gruppenrhythmus. Die Mitglieder freuen sich auf das nächste Treffen. Sie artikulieren sich durch Gespräche, Musik und Bewegung. Sie beenden das Treffen in der Vorfreude auf das nächste.
Musik: Menschen in Phase II und III können nicht das ganze Treffen hindurch sprechen. Lieder stimulieren die Interaktion und den Kreislauf, sie verringern die Angst, fördern das Denkvermögen, vermitteln Wohlbehagen und Glück. Jedes Treffen sollte mit einem Lied eröffnet und geschlossen werden. Falls möglich, sollten die Lieder mit dem Thema zu tun haben. Die Liederwahl spiegelt den kulturellen und religiösen Hintergrund der Gruppenteilnehmenden wider. Ziehen Sie Kirchen- und Volkslieder sowie romantische Melodien in Betracht, die der Tradition der Gruppenmitglieder entsprechen. Popmusik wird sie nicht mitreißen. Die Gruppenmitglieder können dabei den Gesang mit Rhythmusinstrumenten wie Tamburin, Trommeln, Becken etc. begleiten. Eine Rhythmusband bietet zusätzliche Rollen und die Möglichkeit, durch das Spiel mit anderen BewohnerInnen und dem Personal in Kontakt zu treten. Lieder beenden das Treffen in optimistischer Stimmung. Schließen Sie ein Treffen stets mit positiven Gefühlen.

Gespräch: Wählen Sie jedes Mal ein Diskussionsthema. Menschen aus Phase II und III reagieren am besten auf Themen, die sich auf Gefühle wie Liebe, Zusammengehörigkeit, Trennungsangst oder Ärger beziehen sowie auf den Kampf um die eigene Meinung und um die eigene Identität.

Themenvorschläge:

- Verlust eines Angehörigen
- Verlust des Zuhauses
- Verlust des Jobs
- Vermissen von PartnerIn, Sex, tiefer Liebe
- Angst vor Einsamkeit
- Angst, alles zu verlieren
- Langeweile, Verlust der Identität
- Bedürfnis, nützlich zu sein, dazuzugehören
- Suche nach einem Sinn des Lebens
- Ärger über Nichtgebrauchtwerden
- Ärger über Ablehnung von Eltern, Kindern, Autoritätspersonen

- Liebe füreinander
- Kinderstreiche
- Bestrafungen
- Probleme mit Geschwistern
- Freundschaft
- Wie man glücklich wird
- Was einen böse, traurig, glücklich macht
- Wie man mit „verrückten“ Menschen auskommt
- Was jemanden „verrückt“ macht
- Was im hohen Alter passiert
- Wie man sich auf den Tod vorbereitet
- Wie man einander helfen kann

Bewegung:
- Werfen Sie einen großen, weichen Ball und rufen Sie den Namen der Person, die ihn auffängt. Erwarten Sie nicht, dass die Teilnehmenden sich die Namen merken. Eine weitere Idee ist es, den Ball zu werfen und dabei zu bekannter Musik zu singen
- Alle halten ein elastisches Band fest, das sie gemeinsam im Rhythmus der Musik bewegen. Der VA ermuntert die Teilnehmenden, den Bewegungen der anderen zu folgen. „Frau S. zieht das Band über ihr Ohr. Woran erinnert Sie das, Frau S.?“ „Ich hänge die Wäsche auf.“ „Bewegen wir uns alle wie Frau S.“
- Versuchen Sie Paartanz, im Kreis wiegen, Rollstuhl-Tanzen, einfaches Tanzen im Kreis. Das macht Spaß, erhöht die Energie, das Wohlbehagen und das Gemeinschaftsgefühl. Menschen im Rollstuhl können sich oft im Takt der Musik bewegen.
- Schwenken Sie einen Schal zur Musik.
- Arbeiten mit den Händen, wie das Zeichnen mit dicken Kreiden, Kneten und Backen eines Teiges helfen den alten Menschen, ihre Gefühle auszudrücken und fördern das Selbstwertgefühl.

Essen: Erfrischungen bedeuten Fürsorge und lösen erwachsenes und soziales Verhalten aus. Personen in Phase III werden in dieser Atmosphäre motiviert sein, selbstständig zu essen und dieses Verhalten oft auch außerhalb der Treffen fortführen. Da die Mitglieder das Essen selbst weiterreichen, sollten Sie Getränke auswählen, die nicht verschüttet werden können; Kekse, die mühelos zu essen, Teller und Gläser, die leicht zu halten sind; schenken Sie die Gläser nur halb voll, damit die Gastgeberin sich nicht für Pannen genieren muss. Was Sie servieren, hängt vom Kulturraum ab. In den USA sind Kekse und Fruchtsaft üblich.

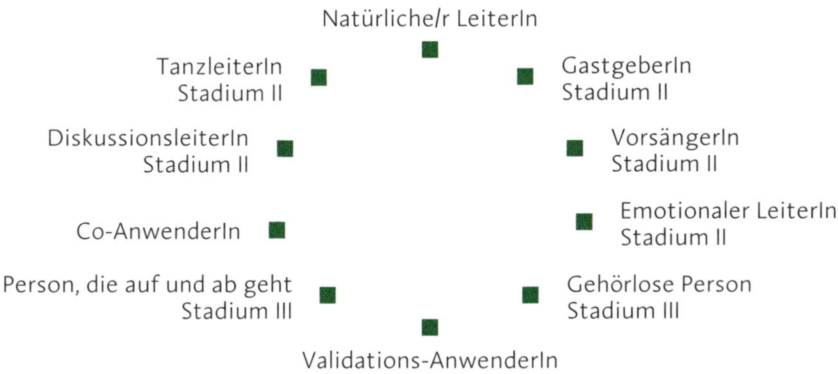

Abb. 1: Beispiel für die Sitzordnung der Gruppe

Schritt 6: Vorbereiten des Treffens

Vor jedem Treffen sollten Sie:

- die Tagesordnung planen. Wählen Sie Lieder und Musik, das Diskussionsthema, Gedichte, Tänze und Erfrischungen aus.
- das erforderliche Material und den Raum vorbereiten. Stellen Sie die Stühle nahe nebeneinander in einem kleinen Kreis auf. In einem großen Kreis können die Teilnehmenden einander nicht sehen oder hören. Nähe erzeugt Energie.
- eine Sitzordnung für das Pflegepersonal machen, um sicherzugehen, dass Menschen, die nebeneinander sitzen, sich auch mögen. Sorgen Sie dafür, dass Sie als VA neben der gehörlosen Person und derjenigen Person sitzen, die ständig Berührungen und Hilfe braucht (s. Abbildung 1). Setzen Sie sich der verbalen Person und dem Vorsitzenden gegenüber, sodass die Personen auf den Seiten die Energie spüren können.
- keinen Tisch verwenden; die Personen können dann einander nicht sehen, hören oder berühren, ein Tisch isoliert. Verwenden Sie nur dann einen Tisch, wenn Sie zeichnen oder malen oder zum Abstellen und für Getränke.
- Besuchen Sie jedes Mitglied vor dem Treffen, um es an das Treffen zu erinnern. Notieren Sie dabei Hinweise auf Gesprächsthemen. Z. B.: Eine Person ist verärgert, weil ihre Nachbarin in ihrem Sessel saß. Dieser Ärger kann während des Treffens besprochen und bereinigt werden.

- das Pflegepersonal kontaktieren, um zu erfahren, ob etwas Außergewöhnliches vorgefallen ist, das für das Treffen von Bedeutung ist.
- das Thema in Hinblick auf ein bestimmtes Gruppenmitglied auswählen. Formulieren Sie daraus ein spezifisches Problem, das die Gruppe lösen kann: „Frau Jones weint, weil ihr die Mutter fehlt. Wie können wir ihr helfen, Frau S.?" Fragen Sie ein bestimmtes Mitglied, das verbal und fürsorglich ist. Die Mitglieder werden sich mit einem Problem um diese Person scharen. Die VA stellt das Problem einfach und klar dar und bittet die anderen bei der Lösung um Hilfe. Konflikte sind für Gruppeninteraktionen essentiell. Ein Beispiel: VA: „Ich habe Frau Fast heute Morgen gesehen. Sie ist noch immer böse, weil Frau Smith gestern in ihrem Sessel saß. Versuchen wir, eine Lösung zu finden, damit Frau Fast sich besser fühlt. Frau Fast, erzählen Sie uns, was passiert ist." Die VA hilft den beiden Frauen, einander zu verstehen. Die Gruppenmitglieder geben Ratschläge. Das Lösen von Problemen fördert die Kontrolle und das Selbstwertgefühl.
- sich entspannen. Ein angespannter VA kann sich nicht in desorientierte, sehr alte Personen einstimmen. Um konzentriert zu sein, muss er sich vorher entspannen und zentrieren:
- konzentrieren Sie sich auf Ihren Schwerpunkt, einen Punkt, der 5 cm unterhalb der Taille liegt.
- Atmen Sie langsam durch die Nase ein und durch den Mund aus. Reinigen Sie den Körper mit dem Atem.
- Stellen Sie den „inneren Dialog" ein. Achten Sie ganz auf Ihren Atem. Konzentrieren Sie sich auf Ihr Zentrum.
- Atmen Sie ein, zählen Sie bis acht und konzentrieren Sie sich auf Ihr Zentrum.

Schritt 7: Das Treffen

Die Gruppe muss mindestens einmal pro Woche zur gleichen Zeit und am gleichen Ort zusammenkommen. Das Treffen kann zwischen 20 Minuten und einer Stunde dauern, je nach Gruppenenergie. Jedes Treffen wird „neu geboren". Die Gruppe besteht aus vier Teilen: Geburt, Leben, Ende und Vorbereitung auf das nächste Treffen.

Geburt: Schaffen Sie Energie

- Begrüßen Sie jedes Mitglied im Kreis. Nennen Sie jeden beim Familiennamen, um an sein Erwachsenenverhalten zu appellieren und Ihren Respekt zu zeigen. (5 bis 7 Min.)

- Nennen Sie die Rolle jeder Person, wenn Sie den Kreis abschreiten und die Gruppenmitglieder an ihre soziale Rolle erinnern.
- Sprechen Sie mit fürsorglicher, energischer, klarer, tiefer Stimme, damit jeder den Namen des anderen hören kann.
- Berühren Sie jede Person. Achten Sie auf ihre Körpersprache.
- Bücken Sie sich für Blickkontakte.
- Halten Sie nur geringen Abstand von jeder Person. Ernsthaft desorientierte Menschen brauchen Intimität.
- Hören Sie jeder Person zu, wenn Sie sich im Kreis bewegen. Einer Person, die mehr Aufmerksamkeit möchte, versichern Sie, dass Sie nach der Begrüßung der anderen zu ihr zurückkommen werden.
- Wichtig ist, wie die Personen sitzen. Kontrollieren Sie, ob jeder in seinem gewohnten Sessel sitzt.
- Bitten Sie die vorsitzende Person aufzustehen (das verleiht ihr Status) und die Gruppe zu begrüßen. Sie sollten sitzen oder knien, wenn Sie dem / der LeiterIn beim Aufstehen helfen.
- Bitten Sie den / die VorsängerIn, mit dem Eröffnungslied zu beginnen. Singen Sie mehrere Lieder, lesen Sie mehrere Gedichte oder Gebete. Bauen Sie Energie und Vertrautheit auf.

Leben: Der verbale Teil der Gruppe, Problemlösung

- Stellen Sie das Thema oder den Konflikt vor. (5 bis 7 Min.) Helfen Sie den Teilnehmenden immer bei der Entscheidung, indem Sie Alternativen anbieten. Beispiel: „Sollen wir über Mütter oder Väter sprechen?“ Fragen Sie nicht: „Worüber sollen wir sprechen?“ Ernsthaft desorientierte Menschen können eine abstrakte oder offene Frage meist nicht beantworten.
- Sagen Sie den Teilnehmenden nicht, was sie tun sollen, sondern präsentieren Sie die Probleme, die sie lösen sollen. Vertrauen Sie auf die Weisheit der Gruppe! Bitten Sie den / die emotionale / n LeiterIn, das Problem zu lösen. Er / sie wird die anderen Mitglieder unterstützen, Gründe für ihr Verhalten nennen, die Gruppe begrüßen und verabschieden, Gefühle für die Gruppe ausdrücken und Fürsorge zeigen. Der / die emotionale LeiterIn sollte eine weise, fürsorgliche, sehr alte Person sein, die andere an ihrer Weisheit teilhaben lässt.
- Nachdem das Problem von der Gruppe gelöst wurde, fassen Sie die Interaktionen zusammen: „Frau Weiß, Sie waren eine große Hilfe, als Frau Smith geweint hat. Sie haben den Arm im entscheidenden Moment um sie gelegt.“ „Herr Jones, wenn Sie nicht gesungen hätten, hätte unsere Gruppe nie den Anfang geschafft.“

- Verwenden Sie Bewegungen oder gestalten Sie eine Aktivität, die auf nonverbale Weise Energie schafft. Lassen Sie die Personen aufstehen, falls sie das können. Ein Mitarbeiter kann mit den Personen im Rollstuhl tanzen. Bewegungen stimulieren häufig das Verbalvermögen. Sie können auch Arbeiten mit den Händen machen: mit Fingerfarben malen, Backteig kneten, Blumen einpflanzen, mit Ton arbeiten. (ca. 5 bis 10 Min.)
- Der/die GastgeberIn serviert nun Erfrischungen, z.B. Kaffee und Kekse (10 Min.). Personen in Phase II und III kommunizieren ungezwungen in Partystimmung, das Sozialverhalten wird angeregt. Die Treffen sollten immer mit einer Ermunterung enden, auch wenn die Gruppe über Ärger oder traurige Gefühle gesprochen hat.

Ende: Schaffen Sie ein optimistisches, intimes „Wir"-Gefühl.

- Machen Sie Ihr Abschlussritual. (ca. 5 Min.) Der/die Vorsänger/in stimmt das Abschlusslied an. Der/die Begrüßer/in oder Vorsitzende schließt das Treffen.
- Verabschieden Sie alle Teilnehmenden einzeln und sagen Sie ihnen, dass Sie sich auf das nächste Treffen freuen.
- Das Pflegepersonal kann jetzt die Teilnehmenden zurückbringen. Wichtig ist, dass man sie in eine sozial aktive Atmosphäre bringt, etwa in den Speisesaal oder in den Aufenthaltsraum. Werden Teilnehmende nach dem Treffen isoliert, empfinden sie ein noch stärkeres Verlustgefühl, schreien laut oder demonstrieren andere störende Verhaltensweisen. Sie fühlen sich verlassen, nachdem sie Teil einer warmen, sozialen Gruppe waren.

Vorbereitung für das nächste Treffen

- Füllen Sie nach jedem Treffen das Blatt „Zusammenfassung einer Validationsgruppensitzung" S. 143 und das Blatt „Auswertung des Fortschrittes" S. 145 aus. Es ist für Sie selbst und für das übrige Personal wichtig, dass Sie den Fortschritt Ihrer Gruppe verfolgen.
- Geben Sie Ihre Informationen beim Personaltreffen und an die Angehörigen weiter.
- Machen Sie zwischen den Treffen weiter mit individueller Validation und informellen Validationsgruppen in der Abteilung. Das diensthabende Pflegepersonal schätzt spezifische Hinweise für die BewohnerInnen. Zum Beispiel:

Name:	Sadie Ford
Hinweis:	Faltet Servietten dreimal täglich mit Hilfe einer Pflegekraft
Namen:	Frau Feld, Frau Thomas, Frau Field
Hinweis:	Sollen zweimal täglich mit einer Pflegekraft, die gerne singt, „Das Wandern ist des Müllers Lust" und/oder „Alle Vögel sind schon da" singen, die Stühle dabei eng nebeneinander gestellt.

Wie Sie mit schwierigen Situationen in der Gruppe zurechtkommen: Wenn ein Mitglied schreit, stampft, weint oder ein ähnliches Verhalten zeigt, unterbrechen Sie das Ritual und bitten Sie die Gruppe um eine Lösung.

VA: „Herr X. klopft so laut, dass wir einander nicht hören können." *(Schaut zum emotionalen Leiter)* „Frau S., glauben Sie, er ärgert sich über die Kinder?"
Leiter: „Ja. Genau. Sie verletzen seine Gefühle."
VA: „Würden Sie ihn fragen?"

(Herr X. stellt das Klopfen ein, als Frau S. auf ihn zukommt. Die Gruppe hilft ihm weiter, seinem Ärger Luft zu machen. Das Treffen endet mit dem Lied „Lustig ist das Zigeunerleben".)

Die Gruppe gewinnt durch die Überwindung eines Problems an Zusammenhalt. Wenn Herr X. nicht mit dem Klopfen aufhört, kann die Gruppe entscheiden, ihn mit Hilfe der Pflegekraft auf sein Zimmer zu führen. Die Gruppe muss ihre Aktivitäten weiterführen. Bei jedem Treffen wird ein Problem dargestellt, das die Gruppe lösen kann.

Beispiel für ein Treffen einer Validationsgruppe

Die VA begrüßt jede Person im Kreis.

Leiter: „Willkommen bei der Dienstaggruppe. Reißt euch zusammen! Keine verrückten Sachen heute."
Vorsängerin: „Daisy, Daisy … I'm all crazy."
Herr T.: „Das stimmt, Madame, Sie sind verrückt."
Frau G.: „Ich muss nach Hause. Wo sind meine Schuhe? Wo ist meine Tasche? Hilfe!"

Herr T.: „Sie sind auch verrückt, Madame. Ihr seid alle verrückt!"

VA: *(streichelt Frau G's Arm)* „Ich glaube, wir können heute nicht gemeinsam singen, weil Herr T. findet, dass wir alle verrückt sind. Was macht einen Menschen verrückt?"

Frau G.: „Nichts zu tun haben. Gebt mir meine Schuhe. Ich muss zur Arbeit. Die Firma bezahlt meine Fahrtkosten."

VA: „Sie vermissen die Firma, nicht wahr, Frau G. War die Firma groß?"

Frau G.: „Mittelgroß. Ein Fendall-Betrieb. Wie die Symofile-Vorhänge." *(Sie zeigt auf die Vorhänge)*

VA: „Was meinen Sie? Symo-file?"

Frau G.: „Im Betrieb steckte ich alles in Aktenordner *(engl. files)*." *(Sie streichelt ihre Handtasche und stopft in jedes Fach Taschentücher)*

VA: *(streichelt ebenfalls Frau G's Handtasche)* „Sie handeln wie eine sehr effiziente Angestellte."

Herr T.: „Sie ist verrückt. Das ist sie."

VA: (füllt die Tasche gemeinsam mit Frau G.) „Herr T., Frau G. war Archivarin. Ist es verrückt, wenn man den Job weitermachen möchte, den man sein ganzes Leben getan hat?"

Frau G.: „Ich bin ein ‚Filer', wie Feil hier." *(Diese VA heißt Feil und wird genauso ausgesprochen)*

VA: „Sie meinen die ‚files' in Ihrem Betrieb sind die gleichen wie hier? In meinem Feil-Betrieb?"

Frau G.: „Das stimmt. Symo-file. Feil. File. File."

VA: „Und ich heiße Feil. File. Feil. Sie haben die Wörter kombiniert."

Frau G.: *(nickt lächelnd)*

VA: „Das klingt nett, symo-file und Fendall. Was ist Fendall?"

Frau G.: „Gute Freunde aus der Vergangenheit. Die Firma."

Herr T.: „Ich stoße sie mit meinem Schwanz. Schwanz. Schwanz. Möchten Sie meinen Schwanz sehen?" *(Er öffnet seinen Hosenschlitz)*

VA: „Herr T., Sie öffnen Ihren Hosenschlitz. Vermissen Sie Ihre Frau?"

Herr T.: „Da können Sie Gift drauf nehmen." *(Stellt das Aufknöpfen ein)*

VA: *(zum emotionalen Leiter)* „Frau H., was machen Sie, wenn Sie Ihren Mann vermissen?"

Frau H.: „Ich stelle sein Foto in die Brotdose, dann kann ich jeden Morgen mit ihm sprechen."

Frau J.: „Harry, Harry, Harry. Ich vermisse Harry."

VA: „War Harry Ihr Lebensgefährte, Frau J.?"

Herr T.: „Harry ist kreuzehrlich. Sein Schwanz ist lang. In Detroit, Michigan. So ehrlich wie sein Schwanz. Meine Frau ist ein Luder. Ein Luder."

VA: „Hat Ihre Frau Sie geärgert? Was hat sie getan?"

Herr T.: „Sie ist eine Holzpuppe. Eine Holzpuppe. Sie macht Särge. Letztes Jahr bin ich tausend Tode gestorben."

VA: „Sie ist eine Holzpuppe und sie hat Sie fast ins Grab gebracht und trotzdem fehlt Sie Ihnen. Frau J., Sie vermissen Harry, den Sie geliebt haben. Frau G., Sie vermissen die Firma und die KollegInnen in Ihrer Firma. Was können wir für einander tun, um uns in der Gruppe besser zu fühlen?"

Frau J.: „Wir können einander helfen."

VA: „Können wir näher zusammenkommen, uns an den Händen nehmen und gemeinsam singen und uns bewegen?"

Die Gruppe nähert sich dem Schlussritual. Die VA hat der Gruppe geholfen, das Problem des Verlusts einer geliebten Person zu lösen. Die VA betont, wie gut es ist, beieinander zu sein. Sie haben bemerkt, dass über sexuelle Gefühle offen gesprochen wird. Wenn das Verlustgefühl jeder Person geäußert wird, hält dieses gemeinsame Gefühl die Gruppe zusammen.

Abschluss – Wenn ein VA die Gruppe verlässt oder ein Mitglied stirbt

Menschen in Phase II und III trauern nicht immer wegen eines Todes. Sie haben sich oft auf das Sterben vorbereitet. Stirbt ein Gruppenmitglied, dann akzeptieren sie den Tod und suchen nach Ersatz, wobei sie die Empfehlungen des Personals berücksichtigen. Im Allgemeinen erinnern sich die Teilnehmenden nicht an die Person, die von ihnen gegangen ist.

Menschen in Phase II und III können eine Beziehung beenden, ohne sich verletzt zu fühlen. Der VA ist leicht ersetzbar, wenn der neue VA zuhört, berührt und validiert. An diese Eigenschaften erinnern sich die Mitglieder, nicht aber so sehr an die Person. Desorientierte Menschen ersetzen Personen. Ein neuer VA wird bald akzeptiert. Der alte VA sollte seinen Nachfolger bei einer Abschiedsparty vorstellen, um den Übergang zu erleichtern. Als ich meine Gruppe nach zehn Jahren verließ, sagten die Mitglieder bloß: „Auf Wiedersehen." Sie haben mühelos das Vertrauen auf die Person, die meinen Platz einnahm, übertragen. Wann immer Sie Abschied nehmen, seien Sie ehrlich. Sagen Sie, wann Sie zurückkommen, falls Sie dies vorhaben. Geben Sie Ihren Verlust zu, wenn Sie für immer gehen.

Zusammenarbeit mit Co-Gruppenleitenden oder Mitarbeitenden

Seit ich in den 1960er Jahren begonnen habe, Validationsgruppen zu leiten, habe ich festgestellt, dass die Zusammenarbeit mit zumindest einer weiteren VA für mehr Stetigkeit sorgt, die Gruppenleitenden entlastet und eine größere Möglichkeit für Feedback und Wachstum schafft. Als ich diese Arbeit begann, hatte ich niemanden, der mir half, die KlientInnen zu dem Treffen zu bringen oder sie nach der Gruppenstunde wieder zurück zum Speisesaal zu begleiten. Nach dem Treffen hatte ich niemanden, mit dem ich nochmals die Ereignisse hätte durchsprechen können. Wenn ich krank war oder Urlaub hatte, musste das Treffen einfach ausfallen, und wenn wir danach wieder begannen, war die Dynamik verloren gegangen.

Ein Co-Gruppenleiter hat bestimmte Aufgaben, die einige oder alle folgenden Punkte beinhalten können:

- mithelfen, die KlientInnen zum Treffen und danach wieder zurückzubringen
- mithelfen beim Bewegungs- und Aktivitätsteil
- neben der Person sitzen, die besondere Hilfe braucht, d. h. jemand, der sich wiederholende Bewegungen ausführt und oft berührt werden muss; jemand, der gehörlos ist und für den viele Dinge wiederholt werden müssen; jemand, der blind ist und dem manche Informationen zusätzlich nochmals zugeflüstert werden müssen
- Personen aus der Gruppe führen, die den Verlauf stören
- am Ende der Sitzung mithelfen, den Fortschritt zu beurteilen und der Gruppenleitung Feedback zu geben
- mithelfen, ein Thema und einen Plan für die nächste Sitzung zu entwerfen
- wenn nötig oder geplant, die Leitung der Gruppe übernehmen.

Eine Co-Gruppenleiterin sollte bei jeder Sitzung anwesend, energiegeladen und konzentriert sein und sorgfältig alle Gruppenmitglieder beobachten. Da der Co-Leiter meist neben jemandem mit wenig Energie sitzt, ist es seine Aufgabe, die Aktivität und die Kommunikation in der Runde aufrechtzuerhalten. Manche Co-LeiterInnen reden viel, andere sehr wenig; das hängt von der Art der Gruppenleitung ab. Die beiden sollten sich ergänzen. Der Gruppe sollte immer klar sein, dass die Gruppenleiterin tatsächlich die Gruppe leitet. Es ist verwirrend für die Gruppe, wenn der Co-Leiter zu viel Aufmerksamkeit auf sich zieht. Die eine leitet, der andere unterstützt.

Ich habe gute Erfahrungen damit gemacht, die Rolle des Gruppenleitung wöchentlich abzuwechseln. Eine Woche leitete ich die Gruppe, die nächste Woche übernahm der Co-Leiter die Gruppenleitung und ich hatte die Gelegenheit, Co-Leiterin zu sein. Das scheint die Gruppenmitglieder nicht zu verwirren. Sie akzeptieren verschiedene GruppenleiterInnen, wenn beide emphatisch, validierend, ehrlich und fürsorglich sind. Das Gleiche trifft zu, wenn man im Team arbeitet. In einer mir bekannten Institution werden die Gruppen von sechs GruppenleiterInnen geleitet. Jede Woche sind drei der sechs VA anwesend. Einer von ihnen führt die Gruppe, die anderen beiden assistieren. Dieses Prinzip funktioniert sehr gut, wenn alle LeiterInnen in Validation ausgebildet sind. Es gibt zahlreiche Vorteile für diese Teamarbeit. Wenn eine der VA krank ist, können die anderen für sie einspringen und stellen so die Kontinuität der Gruppe sicher. Auch wenn einer der VA Urlaub hat, können die Sitzungen regelmäßig stattfinden. Mitarbeitenden, die Schichten arbeiten, können immer noch teilnehmen, wenn sie Gruppentage haben. Die Flexibilität bei der Planung ist um einiges größer.

Eine Schlüsselaufgabe einer Co-Leitung ist es, der Gruppenleitung Feedback zu geben. Der Gruppenleiter kann nicht alles beobachten, was in einem Gruppentreffen vor sich geht, und die Co-Leiterin hat ein weiteres Paar Augen, das während und nach der Sitzung wichtig ist. Während des Treffens kann die Co-Leiterin die Aufmerksamkeit auf ein Gruppenmitglied lenken, das besondere Betreuung braucht, wenn der Gruppenleiter anderweitig beschäftigt ist. Nach der Sitzung kann die Co-Leiterin dem Gruppenleiter Feedback geben zu dem, was sie gehört, gesehen, gefühlt hat. Als Gruppenleiter ist es ein sehr angenehmes Gefühl, wenn man jemanden hat, der einem aushelfen kann.

V. Andere Methoden

Validation ist eine von vielen Methoden, die bei alten, verwirrten Menschen angewendet werden. Für eine VA ist es wichtig, dass sie sich auch mit anderen Methoden vertraut macht, da eine Methode nicht für alle KlientInnen und für jede Situation verwendet werden kann. In diesem Kapitel beschreibe ich die grundlegenden Konzepte und Anwendungsmöglichkeiten von den Methoden der Erinnerungsarbeit, des Realitätsorientierungstrainings (ROT), der Verhaltensmodifikation und sensorischen Stimulation.[3] Die Methode der Ablenkung, Umleitung, die sog. „therapeutische Lüge“ und die Psychotherapie werden nur insofern angesprochen, als sie häufig mit Validation verwechselt werden.

Erinnerungsarbeit ist ein Ansatz, der an die Vergangenheit eines Klienten anknüpft. Das Erinnern hat sicherlich therapeutischen Wert und passt in Eriksons achte Lebensstufe (Integrität oder Verzweiflung), deren Lebensaufgabe es ist, sein Leben nochmals zu überschauen, um die Integrität zu finden. Es gibt verschiedene Möglichkeiten und Intensitätsstufen, diese Methode durchzuführen. In einem Einzelgespräch kann man ganz allgemein oder persönlich über die Vergangenheit reden; dies kann entweder in offiziellen Sitzungen oder in einem normalen Gespräch passieren. Man kann ein Fotoalbum der Klientin durchblättern oder anlegen oder weitere Wege finden, um ältere Personen zu ermutigen, über ihre Vergangenheit zu reden. Der Rückblick auf das eigene Leben ist eine Art von Erinnerungstherapie, das den KlientInnen bei professioneller Ausführung helfen kann, ihr Verhalten zu verstehen und neue Bewältigungsmechanismen zu entwickeln. In einer Gruppensitzung gibt es zahlreiche Möglichkeiten, diese Methode zu praktizieren. Als Theatergruppe kann man Szenen aus dem Leben einzelner Teilnehmenden nachspielen; Gruppen mit Teilnehmenden aus verschiedenen Generationen können Geschichten austauschen; andere „Erinnerungsgruppen“ können überwiegend Erinnerungen austauschen. In ihrem Buch „Reminiscence and Recall“ nennt Faith Gibson (1994) zehn gute Gründe für Erinnerungsarbeit:

- Es stellt eine Verbindung zwischen Vergangenheit und Gegenwart her.
- Es ermutigt soziales Verhalten.
- Die Distanz zwischen Pflegekraft und gepflegter Person wird vermindert.
- Das kulturelle Erbe wird gepflegt.
- Die Geben-Nehmen-Beziehung kehrt sich um.
- Das Gefühl für Identität und das Selbstwertgefühl werden gestärkt.
- Es unterstützt den Prozess eines positiven Lebensrückblicks.
- Die Art, wie man andere wahrnimmt, ändert sich.
- Es hilft bei der Einschätzung von Verhalten und Problemen der Klientin.
- Es kann Spaß machen!

Die Erinnerungsarbeit erfordert eine gewisse Länge der Aufmerksamkeitsspanne und die verbale Kapazität, diese Erinnerungen auszudrücken, sowie das Wissen um den Unterschied zwischen Vergangenheit und Gegenwart. Erinnerungsarbeit wird manchmal mit Erfolg für größtenteils orientierte, ältere Menschen, die ihrer Pflegekraft vertrauen, angewandt, ist aber bei Menschen, die in ihrer eigenen persönlichen Realität leben oder größtenteils ihre Bedürfnisse und Gefühle verinnerlichen nicht so erfolgreich. Erinnerungstherapie ist etwas anderes als die Methode der Reminiszenz. Eines der Ziele der Erinnerungstherapie ist es, durch Erkenntnisse über Verhalten in der Vergangenheit das jetzige Verhalten zu verändern. KlientInnen in Phase II und III sind weder zu solchen Erkenntnissen in der Lage noch kann man ihnen mit einer strukturierten Analyse helfen. Größtenteils orientierte Menschen in Phase I könnten eine „Erinnerungsgruppe“ besuchen, wären aber für eine Erinnerungstherapie nicht geeignet, da sie diese Einsicht nicht wollen.

Realitätsorientierungstraining (ROT) basiert auf dem Glauben, dass Verwirrung verhindert werden kann und dass Menschen sich besser fühlen, wenn sie an gegenwärtiger Zeit und gegenwärtigem Ort orientiert sind. Obwohl dieses Konzept für eine ganz andere KlientInnengruppe entwickelt wurde, wurde es in den letzten 30 Jahren bei verwirrten, älteren KlientInnen angewendet und ist so eine der beliebtesten derzeit angewandten Methoden geworden. Meiner Meinung nach liegt das daran, dass ROT für die AnwenderInnen besonders einfach umzusetzen ist. ROT kann entweder in Einzelgesprächen, in Gruppen oder von allen Angestellten einer Institution als 24-Stunden-Konzept angewandt werden. Bei individuellem ROT wird der Klient vorsichtig an die richtigen Antworten zu Fragen nach dem heutigen Datum, der Uhrzeit oder dem Wohnort erinnert. Dazu können Hilfsmittel wie Kalender, Uhren und Zeichen, die deutlich die Realität spiegeln, verwendet werden. So eignet sich z. B. ein Zeichen, auf dem steht „Sie befinden sich im Sunny Vale Heim für ältere Menschen" oder Fotos der BewohnerInnen an ihren Zimmertüren. Eine Realitätsorientierungsgruppe trifft sich normalerweise einmal am Tag für 30 Minuten und verlässt sich auf die Benutzung von Kalendern und Uhren. Die Teilnehmenden werden zum Lesen und Schreiben ermuntert; die Themen sind sachlich und nicht emotional. Bei der 24-Stunden-Anwendung wird das Konzept in den Alltag der Institution integriert und schließt bauliche und andere Faktoren der Umgebung, wie z. B. die Spiegel in den Aufzügen oder Gängen, ein.

Während eine größtenteils orientierte Person manchmal aus dieser Methode Nutzen ziehen kann, sofern es nicht herablassend wirkt, werden Personen, die in ihrer persönlichen Realität leben oder größtenteils ihre Bedürfnisse und Gefühle verinnerlichen, sich zurückziehen, umherwandern oder feindlich und abweisend reagieren.

Die Methode der **Verhaltensmodifizierung** beruht auf dem Glauben, dass Verhalten auf drei verschiedene Weisen erlernt wird: zum einen durch klassische Konditionierung nach Pavlov, bei der ein Reiz mit einem zweiten verbunden wird; zweitens durch wirksame Konditionierung, d. h. positive oder negative Verstärkung (Skinners Theorie) und drittens durch Beobachten und Nachahmung des Verhaltens anderer. Diese Theorie wird meist in der Form der positiven und negativen Verstärkung bei verwirrten, sehr alten KlientInnen angewendet. Einige Beispiele der Verhaltensmodifizierung sind: Man ignoriert negatives Verhalten, wie um Hilfe rufen oder weinen. Wenn eine Klientin ungewünschtes Verhalten fortsetzt, so bekommt sie keinen Nachtisch (oder ihr wird ein anderes positives Element wie die Teilnahme am Chor verweigert). Zur positiven Verstärkung gehört es, dass man KlientInnen, die gewünschtes Verhalten an den Tag legen, lobt oder ihnen vermehrt Aufmerksamkeit schenkt. Obwohl diese Methode oft vorsätzlich und bewusst angewandt wird, wenden Mitarbeitende in Heimen sie auch häufig unbewusst an.

Meiner Erfahrung nach wirkt diese Methode aber nicht bei verwirrten, sehr alten Menschen. Sie merken nicht, dass sie durch negative Verstärkung „bestraft" werden und sie können sich nicht an die positive Verstärkung erinnern. Man wird keinen Langzeiterfolg erzielen, da der tiefere Grund für das Verhalten nicht berührt wird.

Sensorische Stimulation ist ein Überbegriff für eine Reihe von verschiedenen Methoden, die alle ein Ziel gemeinsam haben: man möchte die Sinne – visuell, akustisch, taktil, kinästhetisch, geschmacklich, geruchlich – der KlientInnen anregen. Die Stimulation dieser Sinne reduziert das Gefühl des Alleinseins, den Stress und die Isoliertheit von der Umgebung. Die Möglichkeiten erstrecken sich von angenehmen Erfahrungen bis hin zu Erinnerungen an die Vergangenheit. Die Aromatherapie und Snoezelen sind die beiden häufigsten Methoden aus dieser Kategorie. Beide Methoden werden eher in Einzelsitzungen als in Gruppen angewendet. Kurz gesagt verwendet Aromatherapie verschiedene Düfte, um Reaktionen hervorzurufen. Snoezelen ist eine Methode aus den Niederlanden, die im letzten Jahrzehnt bei gerontopsychologischen KlientInnen verwendet wurde. Der Anwender versucht, die Welt des Klienten zu betreten, indem er den Klienten verschiedenen sinnlichen Erfahrungen (die speziell für diesen Klienten ausgewählt werden) aussetzt. Beispiele sind farbiges Licht, duftende Massagelotionen, Schaumbäder, Musik und Geräusche, Stoffe usw.

Wenn Snoezelen richtig und mit Engagement und Einfühlungsvermögen angewendet wird, kann es bei Menschen, die ihre Bedürfnisse und Gefühle verbal und nonverbal ausdrücken können sehr erfolgreich sein. Leider wird diese Methode oft missverstanden oder falsch angewendet und funktioniert dann gar nicht oder schadet dem Klienten.

Ablenkung und Umlenkung sind Formen der Verhaltensmodifizierung, die angewendet werden, um sog. negatives Verhalten wie stampfen, schlagen, hin und her laufen, schreien und weinen zu verändern. Auch werden sie oft angewandt für Klienten, die in ihrer persönlichen Realität leben und, nach unerfüllbaren Dingen fragen: „Ich will jetzt nach Hause gehen“ oder „Ich muss meine Mutter besuchen“. Die Anwenderin versucht, den Klienten abzulenken, indem sie alternative Vorschläge macht: „Sollen wir eine Tasse Kaffee trinken, während wir warten?“

Diese Methoden sind einfach für die Pflegekraft und manchmal kurzfristig auch erfolgreich, aber da sie nicht auf die wahren Bedürfnisse des Klienten eingehen, wird das alte Verhalten immer wiederkehren.

Die **„therapeutische Lüge“** ist aus einem Missverständnis der Validation entstanden. Die Pflegekraft gibt vor, auf die unrealistischen Vorstellungen des Klienten einzugehen:

Klient: „Ich muss jetzt sofort zu meiner Mutter."
Pflegekraft: „Sie hat angerufen und gesagt, dass es in Ordnung ist, wenn Sie noch länger bleiben."

Einen Klienten anzulügen zerstört das Vertrauen. Es missachtet eines der Validationsgrundprinzipien: es gibt verschiedene Bewusstseinsebenen. Der Klient weiß auf einer dieser Bewusstseinsebenen, dass seine Mutter gestorben ist. Auch wenn der Klient sich zuerst mal beruhigen wird, wird er allmählich das Interesse an der Pflegekraft verlieren und der Wunsch, die Mutter zu besuchen, wird wiederholt auftreten, da das Bedürfnis, das hinter dem Verhalten steht, nicht erfüllt wurde. Das Bedürfnis hinter diesem Verhalten könnte die Angst vor dem Verlust der Mutter, Schuldgefühle, weil die Mutter alleine gestorben ist, oder eine existentielle Angst vor dem Verlassenwerden sein.

Validation und **Psychotherapie** haben vieles gemeinsam:

- Früherlerntes beeinflusst unser Verhalten das ganze Leben lang.
- Menschen müssen sich selbst ändern wollen, sie können nicht dazu gezwungen werden.
- Permanente Veränderung erfolgt durch Einsicht.
- Menschen fühlen sich besser, wenn sie ihre Emotionen vertrauenswürdigen Zuhörern anvertraut haben.

Sie teilen auch die folgenden Ziele:

- Selbstvertrauen steigern
- Wohlbefinden stärken
- Bewältigen von Stress

Der Hauptunterschied zwischen den beiden Ansätzen liegt darin, dass Psychotherapie auf das Gewinnen von Einsicht abzielt, Validation darauf verzichtet. Menschen in Phase I möchten nicht mit ihrem Verleugnen und Konfabulieren konfrontiert werden; sie würden sich zurückziehen oder feindselig werden. Eine desorientierte Person besitzt nicht die kognitive Fähigkeit zur Einsicht.

Anhang: Tabellen, Arbeitsblätter, Tests

1. Validation in Institutionen – ein 5-Schritte-Programm

Die folgenden Schlüsselelemente helfen dabei, Validation in einer Einrichtung zu etablieren:

- Akzeptieren Sie, dass nicht jede Person an Validation interessiert oder dafür geeignet ist.
- Seien Sie sich bewusst, dass Validation eine gute Methode für den Umgang mit alten, desorientierten Menschen ist, aber nicht die einzige; nicht jede Person fühlt sich wohl bei einer so intensiven Arbeit mit Gefühlen.
- Arbeiten Sie mit zertifizierten Validationslehrkräften und -trainingspersonen; wenn das Training nicht von hoher Qualität ist, könnten die Anwendungsergebnisse von Validation nicht positiv ausfallen; holen Sie sich Unterstützung bei Autorisierten Validationsorganisationen oder- zentren; diese verfügen über Materialien, Programme und Personen, die helfen können.

Schritt 1: Beziehen Sie alle Abteilungen mit ein.

- Geben Sie einen kurzen Überblick über Geschichte, Prinzipien und Ziele von Validation. Spezifizieren Sie die Personen, denen Validation hilft bzw. nicht hilft.
- Zeigen Sie anhand eines der am Ende dieses Buches angeführten Videos oder Filmes, was Validation ist und wie sie funktioniert.
- Lassen Sie am Ende des Treffens eine Liste durchgehen, in die sich alle eintragen können, die mehr über Validation wissen und in Ihr Validationsteam eintreten möchten.
- Später können Sie sich dann bemühen, Validation zu einem Teil der interdisziplinären Behandlungsmethoden zu machen.

Schritt 2: Stellen Sie ein Validationsteam zusammen.

- Wenn es möglich ist, integrieren Sie Personen aus dem Pflege-, dem Reinigungs-, dem Küchenpersonal, aus der Verwaltung, SozialarbeiterInnen, BeschäftigungstherapeutInnen, PhysiotherapeutInnen etc.
- Vereinbaren Sie ein wöchentliches Treffen. Informieren Sie zuerst über Validation, die Phasen der Aufarbeitung und die entsprechenden Validationstechniken. Verwenden Sie dazu das Arbeitsblatt „Lebensgeschichte und grundlegendes Verhalten" (Anhang Nr. 5, S. 138) und lassen Sie jedes Teammitglied eine Person für individuelle Validation auswählen. Helfen Sie ihnen beim Ausfüllen des Planes.

- Teilen Sie jede Woche Ihre Erfahrungen mit und werten Sie Ihren Fortschritt aus. Das Formular über die Zusammenfassung einer individuellen Validationssitzung (Anhang Nr. 6, S. 139) wird Ihnen dabei helfen. Während dieser Treffen mit dem Team können Sie Gefühle über KlientInnen ausdrücken, die Sie sonst nicht herauslassen konnten.
- Das übrige Personal wird durch die Beobachtung dessen, wie Sie und Ihr Team Validation anwenden, lernen und die Resultate zur Kenntnis nehmen.
- Nach mindestens dreimonatiger individueller Validation können Sie eine Validationsgruppe gründen.

Schritt 3: Beginnen Sie mit einer Validationsgruppe.

Ideal wäre ein / e Co-Validationsgruppen-LeiterIn, der / die die Gruppe übernehmen kann. Die Rollen von VA und Co-Anwender sind austauschbar, wichtig ist, dass es bei jedem Gruppentreffen nur eine Haupt-VA gibt. Der Co-Anwender hat Unterstützungsfunktion. Er oder sie sollte:

- beim Bewegungsteil des Programms helfen.
- beim Hin- und Zurückführen der Personen assistieren.
- neben der Person sitzen, die sich mit sich wiederholenden Bewegungen ausdrückt.
- Personen, deren Verhalten für die Gruppe zerrüttend wirkt, hinausführen.
- nach dem Treffen bei der Bewertung des Fortschritts helfen, ebenso bei der Wahl des Themas für das nächste Treffen.

VA und Co-VA sollten einander auf emotionaler Ebene unterstützen. Die weiteren Schritte zur Bildung einer Validationsgruppe sind die gleichen wie die eingangs benannten.

Schritt 4: Beginnen Sie mit einer Familien-Gruppe.

Drei- bis viermal im Jahr sollten Sie die Angehörigen zu einem Informationstreffen über Validation einladen. Halten Sie sie auf dem Laufenden über den Fortschritt ihrer Verwandten in der individuellen und Gruppen-Validation. Falls Interesse besteht, zeigen Sie ihnen spezifische Techniken zur effizienteren Kommunikation und Verbesserung des Kontaktes mit der Person. Das wird sie zu häufigeren Besuchen motivieren.

Schritt 5: Besprechen Sie den Fortschritt alle sechs Monate mit dem gesamten Personal.

2. Unterschiede im Verhalten von Personen mit früh einsetzendem versus spät einsetzendem Alzheimer

FRÜH EINSETZEND (45–80 JAHRE)

- Werden selten älter als 80 Jahre.
- Haben meist ein Zuhause, Familie, soziale Rolle oder Position.
- Wollen nicht aus der aktuellen Gegenwart flüchten.
- Ziellose, roboterartige Bewegungen.
- Seh-, Hör- und Bewegungsvermögen sind intakt.
- Blick bleibt bei Validation oder Berührung leer und starr.
- Wollen im Allgemeinen keine soziale Rolle in einer V-Gruppe annehmen.
- Meist keine soziale Kontrolle.
- VA kann keine Ziele für individuellen Fortschritt aufstellen.
- Im Frühstadium der Alzheimer'schen Krankheit frustriert, wenn sie ihre kognitiven Einbußen merken.
- Progressive Verschlechterung bis zum Tod, trotz Validation.
- Schlagen ohne äußere Provokation zu.
- Reagieren oft nicht auf Validation, wenn sie verärgert sind.
- Können oft nicht schlucken.
- Häufige Anfälle im letzten Stadium.

SPÄT EINSETZEND (80 JAHRE UND DARÜBER)

- Leben relativ lange (90 Jahre und länger).
- Verlust des Zuhauses, des Partners, der sozialen Rolle.
- Beschließen (auf der Ebene des Unterbewusstseins), die schmerzhaften Verluste zu leugnen.
- Kehren in die Vergangenheit zurück, um Trost zu finden und unbewältigte Aufgaben zu lösen.
- Graziöse, rhythmische Bewegungen.
- Verschlechterung des Hör-, Seh- und Bewegungsvermögens.
- Reagieren auf Validation mit zunehmender Orientierung.
- Sprache nimmt durch Validation zu, Blick wird klar.
- Soziale Kontrolle kehrt zurück.
- Sind sich ihrer kognitiven Einbußen meist nicht bewusst.
- VA kann klare Ziele für individuelle Validation aufstellen.
- Verschlechterung wird durch Validation gebremst (außer bei Schlaganfall oder physischem Trauma).
- Kontrollieren Wutgefühle bei Validation; schlagen selten ohne äußere Provokation.
- Sind weise.
- Drücken menschliche Grundbedürfnisse durch nonverbales Verhalten aus.
- Helfen oft BewohnerInnen mit früh einsetzendem Alzheimer und anderen in einer Validations-Gruppe.

3. Beurteilung des wahrnehmbaren Verhaltens

80 Jahre, orientiert, aber körperliches Problem	80 Jahre, mit psychischer Störung	45–80 Jahre, früh einsetzende Alzheimer'sche Krankheit diagnostiziert
Kontrolle über Körperfunktionen und Gefühle		
Will allein essen, sich anziehen, auf die Toilette gehen. Akzeptiert Hilfe. Kontrolliert Gefühle.	Kann alleine essen, sich anziehen, auf die Toilette gehen, unberechenbar, fordert oder verweigert Hilfe, starre Selbstkontrolle oder äußert ungehemmt Gefühle. Wenn motiviert, ist Selbstkontrolle möglich.	Kleidet sich übertrieben oder mangelhaft, kann sich allmählich nicht mehr anziehen, auf die Toilette gehen, essen, ist sich eigener Wut oder Trauer nicht bewusst. Verluste nehmen zu. Kann Veränderungen in Gefühlen oder Intellekt nicht begreifen. Hat öfter Krampfanfälle, verliert die Fähigkeit, zu schlucken.
Augen- und Körperbewegung		
Blick gerichtet, direkt, klar. Muskeln entspannt, außer bei Lähmung. Stabiler, regelmäßiger Gang, gezielte Bewegung im Rollstuhl oder mit Rollator. Will Bewegungsspielraum vergrößern. Ist sich des Verlusts der Kontrolle bewusst.	Augen bewegen sich schnell oder starren. Gespannter Kiefer, gespannte Gesichtsmuskulatur, ungleichmäßiger Gang, steife verbissene Bewegungen im Raum, dabei oft nach vorne gebeugt.	Blick nicht gerichtet, leer, kann Finger nicht zur Nasenspitze führen. Mechanischer, roboterhafter Gang. Krampfhafte, ungeschickte Bewegung im Raum. Zielloser, unkoordinierter Gang, bewegt sich nicht auf Objekte oder Personen hin. Unkoordiniert.
Reaktion auf Verluste		
Trauert auf adäquate Weise. Personen mit Aphasie drücken Verluste nonverbal aus. Stellen sich nach Tod von geliebten Personen, Verlust der Arbeit oder eines Körperteils auf neue Gegenstände oder Personen ein.	Kann intime Gefühle nicht vor einer vertrauten Person offenlegen. Vertraut niemandem. Beschuldigt andere oder sich selbst schlechter Handlungen.	Erkennt Verlust des Denkvermögens in frühem Stadium. Ist sich der Verluste in späteren Stadien nicht bewusst. Leugnet Gefühle, wahrscheinlich durch mangelndes Bewusstsein.

80 Jahre, Phase I, Stadium des Aufarbeitens, oft mit spät beginnender Alzheimer-Krankheit diagnostiziert.	**80 Jahre, Phase II, Phase III, Stadium des Aufarbeitens, oft mit spät beginnender Alzheimer-Krankheit diagnostiziert.**
Kontrolle über Körperfunktionen und Gefühle	
Kann alleine essen, sich anziehen, auf die Toilette gehen. Möchte Selbstdisziplin und Fähigkeiten aufrechterhalten. Konfabiliert (tut als ob). Hält Gefühle streng unter Kontrolle, zeigt sie selten.	KlientInnen in Phase II brauchen Hilfe beim Anziehen, können oft alleine auf die Toilette gehen, essen. Äußert seine Gefühle frei, um alte Konflikte zu lösen. KlientInnen in Phase III brauchen bei allen Handlungen Hilfe. Möchten Gefühle nicht kontrollieren. Sie äußern ihre Gefühle frei, um alte Konflikte zu lösen.
Augen- und Körperbewegung	
Blick gerichtet, direkt. Steife, zielgerichtete, genaue Bewegungen im Raum. Genaue Kontrolle persönlichen Eigentums. Sammelt oder hortet oft, um Kontrolle aufrechtzuerhalten. Finger im Zeigestatus, Arme verschränkt, Selbstschutz, hat sich unter Kontrolle. Muskeln angespannt.	Personen in Phase III schlagen, klopfen, gehen auf und ab, stampfen, wiegen sich in gleichmäßigem Rhythmus, bewegen sich entspannt im Raum. Wiederholen Bewegungen, Augen meist geschlossen. Hände gefaltet. Verlust des räumlichen Körperbewusstseins aufgrund der beschränkten Sinneswahrnehmung. Schlaffe Gesichtsmuskulatur.
Reaktion auf Verluste	
Leugnet Kummer und altersbedingte Einbußen, hält an überkommenen Rollen der Vergangenheit fest. Kehrt zu alten Konflikten zurück, um diese zu lösen.	KlientInnen in Phase II und III leugnen ihre Gefühle nicht mehr, äußern Trauer, Wut etc. frei. Ziehen sich in die Vergangenheit zurück, um die tiefen Verluste zu überleben. Geraten in Panik, wenn diese Verluste bewusst werden. Löschen schmerzliche Realität durch Heraufbeschwören von Bildern aus der Vergangenheit aus.

80 Jahre, orientiert, aber körperliches Problem	80 Jahre, psychisch krank	45 – 80 Jahre, früh einsetzende Alzheimer'sche Krankheit diagnostiziert
Reaktion auf Regeln und soziale Normen		
Akzeptiert gesellschafliche Normen. Akzeptiert körperliche und soziale Einschränkungen. Schließt Kompromisse, wenn Wünsche nicht erfüllbar. Sucht Ersatzvergnügen. Sublimiert sexuelle und feindliche Gefühle auf sozial akzeptierte Weise. Will Bestätigung.	Hat das ganze Leben Regeln abgelehnt. War oft in Institutionen. Konnte nicht arbeiten. Keine wirklich tiefen Freundschaften. Wahnideen, Bilder und Halluzinationen basieren auf imaginären Personen und Dingen, nicht auf geliebten Personen der Vergangenheit.	Hält im Frühstadium an Regeln und sozialem Verhalten fest. Ist im Frühstadium nachgiebig. Möchte gut angezogen sein. Handelt rituell und mechanisch. Im letzten Stadium nicht mehr handlungsfähig. Ist sich keiner Regel bewusst. Kein Verständnis für Verlust sozialen Verhaltens.
Reaktion auf Zeit, Ort, Personen		
Kennt die Uhrzeit. Akzeptiert schwindendes Kurzzeitgedächtnis. Hilft sich mit Gedächtnisstützen für Verabredungen, Namen etc. Ordnet Menschen und Dinge richtig zu. Vergleicht ähnliche und unterschiedliche Dinge und verwendet Metaphern. Überprüft die Vergangenheit. Personen mit Aphasie trainieren kognitive Funktionen, um Dinge zuordnen zu können.	Benennt und klassifiziert richtig. Kennt die Uhrzeit. Hat das Gefühl, von anderen verletzt zu werden. Erfindet Menschen und Dinge. Ängste sind nicht altersbedingt, sie dauern das ganze Leben an.	Verliert Gefühl für Zeit, Ort und Personen. Verliert Gefühl für Namen und Rollen von geliebten Menschen. Nimmt später Verluste nicht mehr wahr. Verliert die Fähigkeit, Dinge zu gebrauchen und zu benennen. Verluste nehmen zu.

80 Jahre, Phase I, Stadium des Aufarbeitens, oft mit spät beginnender Alzheimer-Krankheit diagnostiziert.	**80 Jahre, Phase II, Phase III, Stadium des Aufarbeitens, oft mit spät beginnender Alzheimer-Krankheit diagnostiziert.**
Reaktion auf Regeln und soziale Normen	
Hält an Regeln fest und soziale Verpflichtungen ein. Fühlt sich durch Personen bedroht, die sich nicht an Regeln halten. Wünscht alle Dinge an ihrem Platz. Will von Personen mit Autorität Bestätigung.	Hält sich nicht mehr an soziale Regeln. Zieht sich zurück, kümmert sich nicht mehr um Autorität und Regeln. Möchte von vertrauten Personen der Vergangenheit Bestätigung, richtet sich bezüglich Verhaltensnormen nach wichtigen Personen der Vergangenheit. Führt Regeln aus der frühen Kindheit wieder ein. Verhaltensänderung nur durch Motivierung.
Reaktion auf Zeit, Ort, Personen	
Ist sich Zeit, Ort und Personen der Gegenwart bewusst. Erschrickt über gelegentlichen Ausfall des Kurzzeitgedächtnisses. Möchte klar denken. Überdeckt Verluste mit Humor. Möchte die Vergangenheit rechtfertigen; das Leben rekapitulieren.	Hält sich nicht an Uhrzeit, misst die Zeit an Gefühlen. „Sieht“ Personen und Orte der Vergangenheit in lebendigen Bildern. Ersetzt Seh-, Hör- und Bewegungsvermögen durch „inneres Sehen“, „inneres Hören“ und Erinnerungen an Bewegungen der Vergangenheit. Be- und erlebt die Vergangenheit wieder, um sie zu verarbeiten und Identität wiederzugewinnen.

80 Jahre, orientiert, aber körperliches Problem	**80 Jahre, psychische Störung**	**45 – 80 Jahre, früh einsetzende Alzheimer'sche Krankheit diagnostiziert**
Verbale Kommunikation		
Kommuniziert, um zu verstehen. Hat Humor. Verbindet verbal die Vergangenheit mit der Gegenwart, um Integrität zu gewinnen. Möchte verstanden werden.	Hört selten zu. Antwort hängt von Laune ab. Benennt Dinge und Personen korrekt. Schweift ab oder schweigt. Spricht mit schroffer oder weinerlicher Stimme.	Sprache ist beeinträchtigt. Kann Dinge nicht zuordnen, vergisst Namen, kann Gedanken nicht verknüpfen.
Nonverbale Kommunikation, Verwendung von Symbolen		
Aphasische Personen kommunizieren durch Blick und Gesten. Tiefe, gleichmäßige, entspannte Stimme. Hält Distanz, außer bei vertrauten Personen. Liest und schreibt, wenngleich oft zittrig.	Vermeidet Blickkontakt und Berührungen. Zeigt instinktive Bedürfnisse. Wenig metaphorisches Denken. Verwechselt Personen und Dinge.	Reagiert nicht auf Berührung. Gebraucht Handbewegungen. Unkontrollierte Bewegungen. Kann weder lesen noch schreiben.

80 Jahre, Phase I, Stadium des Aufarbeitens, oft mit spät beginnender Alzheimer-Krankheit diagnostiziert.	**80 Jahre, Phase II, Phase III, Stadium des Aufarbeitens, oft mit spät beginnender Alzheimer-Krankheit diagnostiziert.**
Verbale Kommunikation	
Möchte verbal an Zeit und Ort erinnert werden. Verwendet korrekte Worte, ganze Sätze, ist humorvoll und sarkastisch, erzählt immer wieder die gleichen Geschichten. Sucht Fakten, um zu verstehen.	Mixt aus Klängen eigene Sprache, wenig korrekte Worte, kehrt zurück zu emotional gefärbten Worten und Klängen. Bringt die Vergangenheit durch Klänge zurück. Kann keine Metaphern verwenden.
Nonverbale Kommunikation, Verwendung von Symbolen	
Kann Blickkontakt halten, vermeidet Berührungen. Hält nötige körperliche Distanz. Verwendet Symbole, um alte Konflikte auszudrücken. Liest und schreibt.	Körperteile, Dinge und Personen der Gegenwart werden zu Personen und vertrauten Dingen der Vergangenheit. Äußert Gefühle frei. Weitgehend nonverbale Kommunikation. Kann oft lesen, aber nicht schreiben.

4. Feils Stadium „Aufarbeiten versus Rückzug": Die vier Phasen

	PHASE I	PHASE II
GRUNDLEGENDE HINWEISE FÜR BETREUER/INNEN	**Verwenden Sie sachliche Fragen: wer, was, wo und wann. Setzen Sie Berührungen so wenig wie möglich ein. Zeigen Sie Respekt.**	Sprechen Sie das bevorzugte Sinnesorgan an (Sehen, Hören, Fühlen). Verwenden Sie Berührung und Augenkontakt, unbestimmte Fürwörter.
ORIENTIERTHEIT	**Weiß Uhrzeit, Datum. Hat einen Begriff von der jetzigen Realität, von heute. Erkennt mit Schrecken seine unglückliche Orientiertheit.**	Kann mit der Uhrzeit nichts mehr anfangen. Vergisst Fakten, Namen und Orte, Schwierigkeiten mit Begriffen nehmen zu.
KÖRPERMUSTER, MUSKELZUSTAND	**Gespannte, feste Muskeln, meistens kontinent, Blasenmuskel funktioniert meistens. Schnelle, direkte Bewegungen, zielgerichtetes Gehen.**	Sitzt aufrecht, aber entspannt. Langsame, sanfte Bewegungen, tänzerischer Gang.
TON, STIMME	**Schroff, anklagend und oft weinerlich, kann singen.**	Tief, leise, selten schroff. Singt und lacht.
AUGEN	**Klar und hell, konzentriert, auf etwas gerichtet. Augenkontakt möglich.**	Klar, nicht gerichtet, sieht nach unten. Augenkontakt löst Erkennen aus.
EMOTIONEN	**Leugnet oft Gefühle.**	Ersetzt Empfindungen und Gefühle der Jetzt-Zeit durch solche aus der Vergangenheit.
VERRICHTUNGEN DES TÄGLICHEN LEBENS	**Kann Grundpflege selber tun. Braucht jemanden, der ihn/sie daran erinnert.**	Verlegt oft persönliche Gegenstände. Braucht Hilfen.
KOMMUNIKATION	**Klar, korrekte Wortwahl. Positive Reaktion auf erkannte Rollen/Personen. Negative Reaktion auf die, die weniger orientiert sind.**	Verwendet eigene Wortkombinationen, hat Probleme mit Wortfindung. (Reagiert auf fürsorgliche Stimme und Berührung)
GEDÄCHTNIS, DENKVERMÖGEN, SOZ. VERHALTEN	**Kann lesen und schreiben, außer wenn blind. Hält sich an Regeln und Übereinkünfte. Will keine neuen Spiele spielen.**	Kann oft lesen, aber nicht mehr leserlich schreiben. Schafft sich eigene Regeln.
HUMOR	**Reste von Humor.**	Gefühl für Humor ist sehr persönlich.

	PHASE III	PHASE IV
GRUNDLEGENDE HINWEISE FÜR BETREUER/INNEN	Verwenden Sie Berührung undAugenkontakt: Spiegeln Sie die Emotionen und Bewegungen. Gehen Sie mit den Bewegungen der Person mit.	Verwenden Sie emotionelle und sinnliche Anregungen (Musik).
ORIENTIERTHEIT	Schließt die meisten Anregungen der Außenwelt aus. Hat persönliches Zeitgefühl.	Erkennt weder Familie, Besucher, alte FreundInnen noch Pflegepersonal. Kein Zeitgefühl.
KÖRPERMUSTER, MUSKELZUSTAND	Oft vornübergebeugt. Nimmt nicht wahr, dass Blasenkontrolle nicht mehr funktioniert. Rastlos. Wiederholt Klänge und Bewegungen der frühen Kindheit, Arbeit. Häufig Fingerbewegungen.	Embryonale Position. Wenig Bewegung. Strengt sich nicht mehr an, kontinent zu sein.
TON, STIMME	Langsam, gleichmäßig, melodisch.	Spricht nicht. Beim Validieren kann es vorkommen, dass er/sie singt oder ein/zwei Worte spricht.
AUGEN	Augen meist geschlossen, nach unten gerichtet.	Augen geschlossen. Ausdrucksloses Gesicht.
EMOTIONEN	Zeigt Gefühle offen.	Schwer einzuschätzen.
VERRICHTUNGEN DES TÄGLICHEN LEBENS	Auf Hilfe angewiesen.	Auf Hilfe angewiesen.
KOMMUNIKATION	Einige wenige allgemein benutzte Wörter. Kommuniziert hauptsächlich nonverbal. Ersetzt Sprache durch Bewegung.	Kommuniziert nicht mehr.
GEDÄCHTNIS, DENKVERMÖGEN, SOZ. VERHALTEN	Sieht keinen Anlass/hat keine Motivation zu lesen oder zu schreiben. Frühkindliche Erinnerungen und universelle Symbole.	Schwer einzuschätzen.
HUMOR	Lacht leicht, oft ohne äußeren Anlass.	Schwer einzuschätzen.

5. Lebensgeschichte und grundlegendes Verhalten

Name des/der BewohnerIn:

Informationen über die Person: Alter, Geschlecht, Rasse / Heimatland, Geburtsort, berufliche Laufbahn, Kinder etc.	**Familiärer Hintergrund,** sozio-ökonomischer Background, enge familiäre Beziehungen (Namen).
Informationen über die Gesundheit: medizinische Diagnose, Dauer von Krankenhausaufenthalten, Medikationen, körperliche Verluste. Einschränkungen des Sehens / Hörens: links, rechts.	**In diesem Heim:** Freunde und Freundinnen? Aktivitäten? Entwicklung? Verhältnis zum Personal? Verhalten in der Nacht im Vergleich zum Tag? Essverhalten?
Verhaltensmuster: gewöhnliche Reaktion auf Krisen, Verluste. Was führte die Hospitalisierung herbei? Bevorzugtes Sinnesorgan? Typische Beziehungen. Körperliches Verhalten; Muskeln, Bewegung im Raum, Blickkontakt, Reaktion auf Berührungen.	**Typisches emotionales Verhalten.** Drückt Gefühle aus? Leugnet Gefühle? Welches sind die häufigsten Gefühle? (Wut, Liebe, Angst, Trauer)
Phase der Aufarbeitung: Phase 1: Gute Kommunikation, größtenteils orientiert Verleugnen, konfabulieren, energisch und ängstlich an dem festhalten, was die Personen noch nicht verloren haben Phase 2: Kommunikation, Leben größtenteils in der persönlichen Realität Bedürfnisse und Gefühle werden mit wenigen Filtern verbal ausgedrückt Phase 3: noch kommunizierend, größtenteils Bedürfnisse und Gefühle verinnerlicht Bedürfnisse und Gefühle werden durch Bewegungen und Laute ausgedrückt Phase 4: kaum wahrnehmbare Kommunikation, zurückgezogen Verinnerlichung ihrer Bedürfnisse und Gefühle Bewegt sich zwischen den Stadien? Zu welcher Tageszeit?	**Anwendung von Validation:** Individuell? In der Gruppe? Führen Sie Einzelheiten an. Welche Rolle? Welcher Platz (Sitzordnung)?

6. Zusammenfassung einer individuellen Validationssitzung

Name des/r KlientIn: ______________________________

Datum: ______________________________

Dauer der Sitzung: ______________________________

Phase der Aufarbeitung: ______________________________

Was ist passiert?
(Lieder? Symbole? Welche Techniken haben Sie angewendet?)

Was war einfach?

Was war schwierig?

7. Evaluationsbogen für den Fortschritt von Einzelvalidation

Füllen Sie dieses Formular nach jeder Einzelsitzung aus. Evaluieren Sie jede Person wie folgt:

0 = nie, 1 = selten, 2 = manchmal, 3 = oft, 4 = immer

Name des Patienten								
Name der VA								
Datum								
Phase der Aufarbeitung vor und nach der Sitzung								
Verbale Interaktion								
Hält Augenkontakt								
Erlaubt Berührungen								
Typische Verhaltensmuster*								
Typische Verhaltensmuster*								
Typische Verhaltensmuster*								
(Sonstiges)								
(Sonstiges)								

* PatientInnen haben ihre eigenen Verhaltensmuster, die üblicherweise im Zusammenhang mit einem Bewältigungsmuster zum Umgang mit Problemen in ihrem Leben stehen. Durch Validation kann versucht werden, dieses schwierige Verhalten zu vermindern. Um die Effektivität der Validation zu beurteilen, notieren Sie besondere, typische Verhaltensmuster am Anfang der Tabelle (z. B. Herumrennen, Horten, Weinen, „Polizei" rufen) und beurteilen Sie die Häufigkeit dieses Verhaltens nach jeder Sitzung.

8. Auswahl der Mitglieder einer Validationsgruppe

Fragen an das Personal und Angehörige. Sieben oder mehr Ja-Antworten können auf Zugehörigkeit zur Phase I hinweisen. Beide Personengruppen gehören nicht in eine Validations-Gruppe.

1. War die Person schon in einer psychiatrischen Einrichtung?
2. Gibt sie anderen die Schuld an ihren körperlichen Verlusten?
3. Gibt sie anderen die Schuld an ihren sozialen Verlusten?
4. Weiß die Person, wo sie lebt?
5. Weiß sie, wo sie früher gelebt hat? Die Namen der Kinder? Die Namen des Pflegepersonals?
6. Hat die Person eine geistige Behinderung?
7. Erinnert sie sich an eine vertrauliche Beziehung zu einer geliebten Person, der sie nun die Schuld für ihre Verluste gibt?
8. War sie unfähig, eine enge Beziehung zu jemandem herzustellen?
9. Hält die Person krampfhaft an alten Regeln fest?
10. Hat sie Angst, Gefühle zu zeigen?

Sieben und mehr Ja-Antworten können auf Aphasie oder organische Krankheiten hinweisen, die nicht mit dem Alterungsprozess in Zusammenhang stehen. Diese Personen gehören nicht in eine Validationsgruppe.

1. Die Person spricht korrekt, lässt aber kurze, verbindende Worte wie „und, aber, ich, die, auf, ab“ etc. aus.
2. Sie weint, wenn sie glücklich und lacht, wenn sie traurig ist.
3. Flucht permanent.
4. Hat steife, mechanische Bewegungen (ohne Medikamente).
5. Zieht sich richtig an, verhält sich korrekt, ist aber nicht an der Gegenwart orientiert.
6. Versteht, kann sich aber nicht ausdrücken.
7. Hat Humor.
8. Kann Zeitung lesen.
9. Kann Bingo oder andere Spiele nach Regeln spielen.
10. Hält keinen Blickkontakt und reagiert nicht auf fürsorgliche Bewegungen.
11. Reagiert nicht auf liebevolle Stimme.

Fragen an die PatientInnen. Wiederholte Verweise auf die Vergangenheit deuten auf Phase II oder III hin.

1. Wen vermissen Sie am meisten? Ihren Ehepartner? Ihre Kinder?
2. Womit haben Sie Ihr Geld verdient?
3. War es schwer für Sie, hierher zu ziehen?
4. Was ist das Schlimmste am Altern?
5. Wie überwinden Sie Traurigkeit?
6. Was ist das Wichtigste im Leben?
7. Was hat Sie in dieses Heim geführt?
8. Haben Sie starke Schmerzen? (Personen in Phase II und III klagen weniger über Schmerzen als besser orientierte Personen)
9. Waren Sie in einem Krankenhaus? Was haben die Ärzte und Ärztinnen getan?
10. Mögen Sie die anderen Menschen hier? Was mögen Sie nicht an den Menschen hier?
11. Mögen Sie das Personal? Wen mögen Sie nicht? (Personen in Phase II und III werden sagen, sie leben „zu Hause“ und werden das Personal nicht erkennen)

9. Formular für die Zusammenfassung einer Validationsgruppensitzung

Datum:	Name der Gruppe:	VA:

Einladung zum heutigen Gruppentreffen:
(Führen Sie außergewöhnliche Reaktionen an)

Hauptthemen und Ereignisse:

Pläne für das nächste Treffen:

Bemerkungen und Empfehlungen:

10. Beispiel für die Zusammenfassung einer Validationsgruppensitzung

Datum:	**Name der Gruppe:**	**VA:**
3.8.91	Dienstaggruppe	N. Feil

Einladung zum heutigen Gruppentreffen:
(Führen Sie außergewöhnliche Reaktionen an)

Frau Smith hat abgelehnt zu kommen. Sie sieht sehr krank aus. Herr Stout hat mir einen Kuss gegeben.

Hauptthemen und Ereignisse:

Diskussion über sexuelle Bedürfnisse, Vermissen des Ehepartners. Herr Stout vermisst seine Frau. Er wird entweder Gastgeber oder Vortänzer, um sein Bedürfnis nach weiblicher Gesellschaft zu befriedigen.

Pläne für das nächste Treffen:

Thema: Tod einer geliebten Person

Lieder: „Jesus Loves Me“, „I Want a Girl“, „Rock a Bye Baby“

Zu lösendes Problem: Was können Sie tun, wenn Sie alleine sind und Ihre Eltern vermissen? Frau Tubin fragen, ob sie betet oder FreundInnen sucht. Andere Lösungen: ein Schlaflied singen, einen Spaziergang machen, ein Gedicht lesen, die Mutter ins Gedächtnis rufen.

Bewegungen: ein elastisches Band halten und sich dabei zur Musik wiegen

Erfrischungen: Kaffee und Kekse

Bemerkungen und Empfehlungen:

Die leitende Fachkraft fragen, ob Frau Smith Herzbeschwerden hat. Herrn Stout neben Frau Cone setzen. Die beiden zum Tanzen animieren. Die Schallplatte „Let Me Call You Sweetheart“ besorgen. Beim nächsten Treffen Frau Smiths 90. Geburtstag feiern. *Thema:* Älter werden.

11. Auswertung des Fortschritts einer Gruppenvalidation

Füllen Sie dieses Formular nach jeder Gruppensitzung aus. Evaluieren Sie jede Person wie folgt:

0 = nie, 1 = selten, 2 = manchmal, 3 = oft, 4 = immer

Name der Patientin								
Name des VA								
Datum								
Phase der Aufarbeitung vor und nach der Sitzung								
Verbale Interaktion								
Hält Augenkontakt								
Berührt								
Lächelt								
Übernimmt Führungsrolle in der Gruppe								
Partizipiert physisch, tanzt, singt								
Anderes Verhalten								
Bemerkungen und Hinweise für das nächste Treffen								

12. Beurteilung der eigenen Validationsfähigkeiten

Dieser Test ist für potenzielle VA gedacht, die in einer Institution tätig sind.

Kreuzen Sie die richtige Antwort an

1. Eine desorientierte Bewohnerin schreit jedes Mal, wenn sie ihre Tasche fallen lässt. Sollen Sie:

a) Dafür sorgen, dass sie ihre Tasche hat. Vertrauen aufbauen, herausfinden, was ihr die Tasche bedeutet.
b) Ihr versichern, dass sie hier überhaupt keine Tasche braucht. Sie geht doch nirgendwo hin. Sie braucht kein Geld.
c) Ihr die Tasche wegnehmen. „Aus den Augen, aus dem Sinn."

2. Ein desorientierter, sehr alter Mann knöpft in der Öffentlichkeit seine Hosen auf. Sollen Sie:

a) Sanft mit ihm auf sein Zimmer gehen und ihn fragen: „Fehlt Ihnen Ihre Frau sehr?"
b) Ihn negativ ver- und bestärken. Ihn wissen lassen: „So etwas tut man hier nicht."
c) Seine Handlung spiegeln.

3. Eine desorientierte Bewohnerin ruft laut: „Ich will mein Gebiss!" Sollen Sie:

a) Herausfinden, wo ihre Zähne sind oder ihr das Gebiss geben.
b) Ihr sagen, dass sie andauernd ihre Zähne herausnimmt und sie verliert.
c) Ihr sagen, dass sie für ein neues Gebiss zu alt ist.

4. Wenn Sie mit einer desorientierten Person zu tun haben, neigen Sie meist dazu:

a) Distanz zu halten.
b) Sie sanft zu berühren, um die Interaktion zu fördern.
c) Sehr nahe bei ihr zu stehen, ohne sie zu berühren.
d) Sie sanft zu berühren und Blickkontakt zu wahren.

5. Eine Person befindet sich in Phase III

a) Sie spiegeln ihre Handlungen durch Berührung und Blickkontakt.
b) Sie fragen die Person, was sie tut.
c) Sie ersuchen sie aufzuhören.
d) Sie ignorieren ihre Handlungen.

Machen Sie bitte im Folgenden ein R (Richtig) oder ein F (Falsch)

6. Beinahe alle sehr alten, desorientierten Menschen sind inkontinent.
7. Alle alten Menschen sollten ihren Familiennamen kennen, Ort, Datum und Uhrzeit wissen.
8. Menschen, die in der Vergangenheit leben, sind glücklich, daher sollte man so tun, als glaubte man ihnen.
9. Desorientierte Personen über 80 Jahre mit physischen Gebrechen und sozialen Verlusten kehren in die Vergangenheit zurück, um alte Konflikte zu lösen und angenehme Gefühle wiederzuerleben.
10. Man muss alte Menschen korrigieren, wenn sie sich irren oder vergesslich sind.
11. Alte Menschen sollten verschiedene Interessen haben, so kann innerer Rückzug verhindert werden.

Beantworten Sie bitte die folgenden Fragen in einer kurzen Abhandlung, verwenden Sie zusätzliches Papier

12. Nennen Sie mögliche ungelöste Probleme älterer Menschen.
13. Bestimmen und beschreiben Sie die vier Phasen der Desorientierung.
14. Beschreiben Sie die Ziele und Bedürfnisse sehr alter Menschen in jeder der vier Phasen.
15. Beschreiben Sie die den einzelnen Phasen entsprechenden Validationstechniken.
16. Nennen Sie die einzelnen Schritte des Zentrierens.

Die Antworten auf die Fragen 1 – 11 finden Sie auf S. 158

13. Validationshausaufgaben

Diese Arbeitsblätter können benutzt werden, um Co-Anwender oder Angehörige in der Anwendung von Validation auszubilden.

1. Aufgabe:

Finden Sie das bevorzugte Sinnesorgan der nachgenannten Personen heraus und begründen Sie Ihre „Diagnose“ durch das Anführen der Anhaltspunkte.

A. Ihr Partner oder Ihre Partnerin (oder eine vertraute Person):

Bevorzugtes Sinnesorgan:

Anhaltspunkte:

B. Ihr Kind:

Bevorzugtes Sinnesorgan:

Anhaltspunkte:

C. Ein/e Co-Anwender/in:

Bevorzugtes Sinnesorgan:

Anhaltspunkte:

D. Ein Bewohner:

Bevorzugtes Sinnesorgan:

Anhaltspunkte:

E. Eine Bewohnerin:

Bevorzugtes Sinnesorgan:

Anhaltspunkte:

2. Aufgabe:

Führen Sie möglichst viele Worte an, die Sie bei einem Gespräch mit einer Person benutzen, um deren bevorzugtes Sinnesorgan zu identifizieren.

Hören	Sehen	Fühlen

Diese Aufgaben wurden von May Bayer, R. N., Sandy River Alliance Nursing Care Centers in Portland, Maine, erstellt.

Anmerkungen

[1] Das Material zu Maslow wurde aus Atkinson u. a. (1993) entnommen.
[2] Die Validationsschürze ist beziehbar über Vardon und Smith, Northwood Care Inc. 2615 Northwood Terrace, Halifax, Nova Scotia, B3K 3S5 Canada.
[3] Das Material für dieses Kapitel stammt aus einer Reihe verschiedener Quellen: Kim 1991; Burnside / Schmidt 1994; Hogstel 1995.

Antworten zu den Fragen zur Beurteilung der eigenen Validationsfähigkeiten

1 **a**, 2 **a**, 3 **a**, 4 **d**, 5 **a**, 6 **R**, 7 **F**, 8 **F**, 9 **R**, 10 **F**, 11 **R**

Literatur (Bücher, Zeitschriften, Hörbuch, Filme)

Deutschsprachige Literatur ist kursiv gesetzt.

Aker, J. B., Walsh, Arthur, Beam, J. R. (1977): Mental Capacity, Medical and Legal Aspects of Aging. McGraw-Hill Book Co., New York

Alprin, Stan (1980): The Study to Determine the Results of Implementing Validation Therapy. Unveröff. Studie, Cleveland State University

American Psychiatric Association (APA) (1994): Diagnostics and Statistical Manual of Mental Disorders (DSM IV). Washington D.C.

Atkinson, R. u. a. (1993): Introduction to Psychology. Harcort Brace Jovanovich College Publishers

Babins, L., Dillion, J., Merovitz, S. (1989): The effects of validation therapy on disoriented elderly. Activities, Adaptations & Aging 12, 73–86

Bandler, Richard, Grinder, John, Satir, Virginia (1976): Changing with Families. Science and Behavior Books, Palo Alto

Bandler, Richard, Grinder, John (1979): Frogs into Princes: Neuro linguistic Programming. Real People Press, Utah

Bandler, Richard, Grinder, John (1981/82): Struktur der Magie. Band 1 u. 2. Junfermann, Paderborn

Barrell, James J., Price, Donald (1977): Two Experimental Orientations Toward a Stressful Situation and Their Somatic and Visceral Responses. Psychophysiology 14, 517–521

Bessed, G., Tomlinson. B. E., Roth, M. (1968): The Association between Quantitative Measures of Dementia and of Senile Change in the Cerebral Grey Matter of Elderly Subjects. British Journal of Psychiatry 114. 797–811

Bleathman, Christine, Morton, Ian (1988): Validation therapy with the demented elderly. Journal of Advanced Nursing 13 (4), 511–514

Bleathman, Christine, Morton, Ian (1992): Validation therapy: extracts from 20 groups with dementia suffers. Journal of Advanced Nursing, 17, 658–666

Brain, Russel (1950): Speech and Thought. In: Peter Laslett (ed.): The Physical Basis of Mind. Macmillan Co., New York

Bry, Adelaide (1979): Visualization. Barnes and Noble, New York

Burnside, Irene, Schmidt, Mary G. (1994): Working with Older Adults. Jones and Barlett Publishers, London

Butler, Robert N., Bearn, Alexander G. (1977): Aging and Mental Health. C. V. Mosby Co., New York

Butler, Robert N., Bearn, Alexander G. (eds.) (1985): The Aging Process. Therapeutic Implications. Raven Press, New York

de Klerk-Rubin, Vicki (2020): Validation für Einsatzkräfte. Altersverwirrte Menschen in Notsituationen begleiten. Übersetzt von Rita Kloosterziel. Ernst Reinhardt Verlag, München

de Klerk-Rubin, Vicki (2022): Demenz in der Familie. Validation für Angehörige. 5., aktualisierte Auflage; übersetzt von Elisabeth Brock. Ernst Reinhardt Verlag, München

Dietch, James T., Hewett, Linda J., Jones, Sue (1989): Adverse effects of -reality orientation. Journal of American Geriatric Society 37, 974–976
Emr, Marian (1981): Progress Report on Senile Dementia of the Alzheimer's Type. NIH Publications No. 81-2342, National Institute for the Aging, Rockville
Erikson, Erik H. (1964): Insight and Responsibility. Norton & Co, New York
Erikson, Erik H. (1966): Einsicht und Verantwortung. Klett-Cotta, Stuttgart
Erikson, Erik H. (1976): Identität und Lebenszyklus. Suhrkamp, Frankfurt / M.
Erikson, Erik H., Erikson, Joan (1977): The Life Cycle Completed. Extended version. Norton & Co, New York
Erikson, Erik H., Erikson, Joan (1978): Introduction. Reflections on Aging. In: Stuart Spicker, Kathleen Woodwar, David Van Tessel (eds.): Aging and the Elderly. Atlantic Highlands, N.J., Humanities Press
Erikson, Erik H. (1988): Der vollständige Lebenszyklus. Suhrkamp, Frankfurt / M.
Erikson, Erik H. (1999): Kindheit und Gesellschaft. 13. Aufl. Klett Cotta, Stuttgart
Feil, Naomi (1963–1971): History of Isadore Rose. Unveröff. Fallstudie. Montefiore Heim, Cleveland, Ohio (über die Autorinnen erhältlich)
Feil, Naomi (1967): Group Therapy in a Home for the Aged. The Gerontologist 7, Nr. 3, Part 1, 192–195
Feil, Naomi (1972): A New Approach to Group Therapy. Vortrag gehalten bei dem
25. Jahrestreffen der „Gerontological Society" in San Juan, Puerto Rico
Feil, Naomi (1976): A Comparison of Oriented and Disoriented residents. Montefiore Home, Ohio (Unveröff. Studie)
Feil, Naomi (1982): Group Work with Disoriented Nursing Home Residents. Social Work with Groups 5, 57f.
Feil, Naomi, Flynn, J. (1983): Meaning behind Movements of the Disoriented Old-Old. Somatics 4, 4–10
Feil, Naomi (1985): Resolution: The Final Life Task. Journal of Humanistic -Psychology 25, No. 2, 91–105
Feil, Naomi (1989): Validation: An Empathic Approach to the Care of Dementia. Clinical Gerontologists 8, No. 3
Feil, Naomi (1991): Validation Therapy. In: Kim, 89–115
Feil, Naomi (1992): Validation Therapy with late onset dementia populations. In: Jones, G., Miesen, B. M. L. (eds.): Caregiving in dementia. Routledge, London, 199–218
Feil, Naomi (1995): When Feelings Become Incontinent: Sexual Behaviour in the Resolution Phase of Life. Human Sciences Press (Special Issue Sexuality and Aging) 13, 271–282
Feil, Naomi (1999): Current Concepts and Techniques in Validation Theory. In: Duffy, M. (ed.): Handbook of Counselling and Psychotherapy with Older Adults. John Wiley and Sons, New York, 590–613

Feil, Naomi (2000): Validation Theory. In: Mezey u.a. (eds.): The Encyclopaedia of Elder Care: The Comprehensive Resource on Geriatric and Social Care. Springer Publishing Co, New York

Feil, Naomi (2002): The Validation Breakthrough, Health Professions Press, Baltimore

Feil, Naomi, de Klerk-Rubin, Vicki (2020): Validation in Anwendung und Beispielen. Der Umgang mit verwirrten alten Menschen. 8., aktualisierte Auflage; übersetzt von Heinrich Hoffer und Eva Valente. Ernst Reinhardt Verlag, München

Fine, Janet Ikenn, Rouse-Bane, Susan (1995): Using Validation Techniques to Improve Communication with Cognitively Impaired Older Adults. Journal of Gerontological Nursing 21, 6. 39–45

Franz, M.L. von, Hillman, J. (1975): Jung's Typology. Spring Publications, Zurich

Freud, Sigmund (1983): Gesammelte Werke in Einzelbänden. Bd. 4. Zur Psychopathologie des Alltags. Hrsg. von Anna Freud. S. Fischer, Frankfurt/M.

Fritz, P. (1986): The Language of Resolution Among the Old-Old: the -Effect of Validation Theory on Two Levels of Cognitive Confusion. Forschungsergeb-nisse präsentiert vor der Speech Communication Association in Chicago, Ill.

Gardner, Howard (1949): The Shattered Mind. International Universities Press, New York

Gibson, Faith (1994): Reminiscence and Recall. Age Concern England

Ginsburg, Herbert, Opper, Sylvia (1969): Piaget's Theory of Intellectual Development. Prentice-Hall, Englewood Cliffs, N.J.

Gordon, R. (1978): Your Healing Hands: The Polarity Experience. Cal. -Unity Press, Santa Cruz

Hampden-Turner, Charles (1981): Maps of the Mind. Macmillan Co., New York

Harris, Thomas (2005): Ich bin ok, du bist ok. 40. Aufl., Rowohlt, Reinbek

Hartford, Margaret E. (1971): Groups and Social Work. Columbia -University Press, New York/London

Hendriks, Gay, Wills, Russel (1975): The Centering Book. Prentice-Hall, Englewood Cliffs, N.J.

Heston, Leonard, White, June A. (1991): The Vanishing Mind. Freeman & Co., New York

Hogstel, Mildred O. (1995): Geropsychiatric Nursing. Mosby, St. Louis

Jacobi, Jolande (1971): Complex/Archtype/Symbol in the Psychology of C. G. Jung. Princeton/Bollington Edition, Princeton

Kim, Paul K.H. (ed.) (1991): Serving the elderly. Aldine de Gruyter, New York

Mittelman, Willard (1991): Self-Actualization. Journal of Humanistic Psychology 31, 114–135

Laing, R.D. (1969): The Divided Self. Penguin Books, Baltimore

Lehrer, J. (2007): Proust was a Neuroscientist. Houghton Miflin, New York

Lewis, C., Feil, N. (o.J.): Validation Techniques for Communicating with Confused Old-Old Persons and Improving their Quality of Life. Geriatric Rehabilitation 11, 34–42

Morton, Ian, Bleathman, Christine (1988): Does It Matter Whether It's Tuesday or Friday? Nursing Times 84, No. 6, 25–27

Morton, Ian, Bleathman, Christine (1991): The Effectiveness of Validation therapy in Dementia: a Pilot Study. International Journal of Geriatric Psychiatry 6, 327–330

Morton, Ian, Bleathman, Christine (1992): Validation Therapy: extracts from 20 groups with dementia sufferers. Journal of Advanced Nursing 17, 658–666

Munsch, Frederic (2000): Prise en charge des troubles psycho-comportementaux des personnes agees en institution, atteintes de deficiences cognitives. Faculte de medecine, Universite de Limoges

Ornstein, Robert E. (1977): The Psychology of Consciousness. Harcourt, Brace, Jovanovich, New York

Peoples, Marlene (1982): Validation Therapy Versus Reality Orientation as Treatment for Disoriented Institutionalized Elderly. Unveröff. Diss., College of Nursing, University of Akron, Akron, Ohio

Piaget, Jean (1952): The Origins of Intelligence in Children. Norton & Co., New York

Penfield, Wilder (1950): The Cerebral Cortex and the Mind of Man. In: Laslett, Pter (Hrsg.): The Physical Basis of Mind. Macmillan, New York

Prentcyzynski, Jean (1991): Dissertation. Dep. of Medicine, Universität Reims, Frankreich

Pribram, Karl H. (1977): Languages of the Brain. Wadsworth Publishing Co, Monterey, Cal.

Piaget, Jean, Inhelder, Bärbel (1980): Gedächtnis und Intelligenz. Klett-Cotta, Stuttgart

Robb, Susanne S., Stegman, Charles E., Wolanin, Mary Opal (1986): No Research versus Research with Compromised Results: A Study of -Validation Therapy. Nursing Research, Vol. 35, No. 2

Rogers, Carl (1942): Counseling and Psychotherapy. Houghton Mifflin Co., Boston

Rogers, Carl (1994): Entwicklung der Persönlichkeit. 10. Aufl. Klett Cotta, Stuttgart

Rubin, Beth (1982): Burnout and Measurement. Unpublished Master's Thesis, Department of Psychology, Michigan State University, East Lansing, Michigan (unveröff. Diss.)

Scanland, Susan G., Emershaw, Linda E. (1993): Reality Orientation and Validation Therapy. Journal of Gerontological Nursing, June

Saxon, Sue, Etten, Mary Jean (1978): Physcial Change and Aging. Tiresias Press, New York

Schettler, F., Boyd, G.S. (1969): Atherosclerosis. North Holland Publishing Co./Biomedical Press, Amsterdam

Selkoe, Dennis J. (1991): Amyloid Protein and Alzheimer's Disease. Scientific American

Sharp, Colin, Johns, Alan (1991): Validation Therapy: an Evaluation of a Program at the South Port Community Nursing Home in Melbourne, Australia. Vortrag; Australian Association of Voluntary Care

Sheehy, Gail (1974): Passages. E.P. Dutton, New York

Sipola, S., Lumijäätiö, H. (2002): Validaatiotyöntekijäkurssin käyneiden kokemuksia validaatiomenetelmän käytöstä, Hillervo Pohjavirto, Tampere

Snowdon, David (2001): Aging With Grace. Bantam Books, New York

Tertianum Zfp & idea-l (2004): Evaluationsstudie über die Praxiserfolge von Validation nach Feil am Beispiel eines Tertianum ZfP-Validations-Anwenderseminars. Abschlussbericht von A. Günther. Berlingen/Schweiz und -Trier

Toseland, Ronald W. et al. (1997): The Impact of Validation Group Therpy on Nursing Home Residents with Dementia. The Journal of Applied Gerontology, Vol. 16, No. 1, 31–50

Verwoerdt, Adrian (1976): Clinical Geropsychiatry. Williams & Wilkins Co., Baltimore

Watzlawick, P., Bevin, J., Jackson, D.D. (1967): Pragmatics of Human Communication. Norton & Co., New York

Weil, Julius (1966): Special Program for the Senile in Homes for the Aged. Geriatrics 21, 197–202

Wells, Charles (1977): Dementia. F.A. Davis Co., Philadelphia

Welwood, J. (1919): Befriending Emotion. The Journal of Transpersonal Psychology II, 2, 145

Wright, P., Stern, J., Phelan, M. (eds.) (2000): Core Psychiatry. W.E. Saunders Co., London

Zaidel, A. (1978): The Concept of Cerebral Dominance in the Split Brain. In: Busse, E. W. (ed.): Cerebral Correlates of Conscious Experience. Elsivier, Amsterdam, 263–284

Zepelin, Wolfe and Kleinplatz (1981): Evaluation of a Yearlong Reality Orientation Program. The Journal of Gerontology 36, 1, 70–77

Audio-CD von Naomi Feil

„Sie haben meinen Ring gestohlen!" Mit Validation verwirrten alten Menschen helfen. Gesprochen von Naomi Feil. (Reinhardts Gerontologische Reihe; 34). 3. Aufl. 2016. 68 Min. Ernst Reinhardt Verlag, München

Filme (F) und Videofilme (V) von Ed und Naomi Feil über Validation

Englische Fassungen bei Edward Feil Production:

Where Life Still Means Living. Montefiore Home, 1964 (24 Min. F&V)
The Inner World of Aphasia. Montefiore Home, 1968 (24 Min. F&V)
The Tuesday Group. Montefiore Home, 1972 (14 Min. F&V)
When Generations Meet. Montefiore Home, 1973 (24 Min. F&V)
A New Life For Rose. C. Schnurmann Housing, 1973 (24 Min. F&V)
Living the Second Time Around. 1974 (22 Min. F&V)
Looking for Yesterday. Cleveland, 1978 (29 Min. F&V)
Mrs. Ward, Cleveland. 1980 (F)
100 Years To Live. Cleveland, 1981 (29 Min. F&V)
My First Hundred Years. Cleveland, 1984 (57 Min. V)
The More We Get Together. Cleveland, 1988 (44 Min. V)
Act Your Age: Marge the Blamer, Muriel The Wanderer. Cleveland, 1988 (21 Min. V)
Communicating with the Alzheimer Type Population: the Validation Method. Cleveland, 1988 (19 Min. V)
The More We Get Together. Cleveland 1988) (F)
Sarah's Choice. Cleveland, 1992 (10 Min. V)
Myrna: The Mal-oriented. 1997 (27 Min. V)
4 Phases of Resolution. 1998 (8 Min. V)

Mit deutschen Untertiteln im Ernst Reinhardt Verlag:

Auf der Suche nach Gestern. Lebe Dein Alter. Video-DVD. 48 Min. Mit deutschen Untertiteln.
978-3-497-02364-6

Zwei Lehrfilme zur Validation. Die vier Phasen der Aufarbeitung (8 Min.), Myrna (26 Min.). DVD. 34 Min. Mit deutschen Untertiteln.
978-3-497-02778-1

Was ist Validation? Kommunikation mit verwirrten alten Menschen. Video-DVD. 24 Min. Mit deutschen Untertiteln / deutscher Voice-Over-Synchronisation)
978-3-497-02796-5

Validationsorganisationen

Validationszentren in deutschsprachigen Ländern finden Sie immer aktuell auf dieser Internetseite:

https://vfvalidation.org/about-us/validation-worldwide/

VTI Geschäftsführung
Vicki de Klerk-Rubin
vdeklerk@vfvalidation.org

Autorisierte Validationsorganisationen gibt es auch in Argentinien, Belgien, Frankreich, Italien, Slovakei, Spanien, Schweden und der Schweiz. Diese arbeiten gemeinsam in der European Validation Association (EVA) zusammen (im Internet zu finden unter: www.validation-eva.com).

Register

Demenz – den Alltag mit Validation meistern

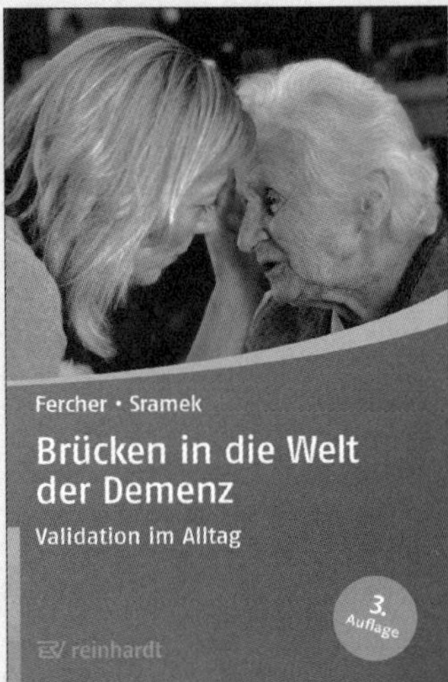

Petra Fercher / Gunvor Sramek
Brücken in die Welt der Demenz
Validation im Alltag
Geleitwort von Naomi Feil
(R. Gerontologische Reihe, 52)
3. überarb. u. erw. Auflage 2018.
182 Seiten. 6 Abb.
(978-3-497-02841-2) kt

Wer beruflich oder privat Menschen mit Demenz betreut, kennt schwierige Alltagssituationen zuhauf. Die bewährte Methode der Validation hilft betreuenden Personen, die Würde der alten Menschen im alltäglichen Miteinander zu wahren und dabei selbst entspannter und gelassener zu sein. Die Autorinnen vermitteln einfach und verständlich Grundwissen über die Prinzipien und Techniken der Validation. Sie weisen den Weg zu einer wertschätzenden Haltung und zeigen an zahlreichen Beispielen, wie und wann man welche Validationstechniken für einen freudvolleren Umgang miteinander nutzen kann. Eine besondere Rolle spielt dabei ein symbolhaftes Verständnis von skurril wirkenden Verhaltensweisen der alten Menschen, das sich oft aus deren Lebensgeschichte erschließen lässt.

reinhardt
www.reinhardt-verlag.de